DR. MED. SUSAN ZEUN

DIE SCHLÜPFER AKADEMIE

DR. MED. SUSAN ZEUN

DIE SCHLÜPFER AKADEMIE

Alles über Infektionen in der Intimzone – von Blasenentzündung bis Vaginalpilz

Mit Illustrationen von Katja Spitzer

DUMONT

Die Angaben und Empfehlungen in diesem Buch wurden von Autorin und Verlag sorgfältig geprüft. Sie können jedoch keine Beratung durch medizinisches Fachpersonal ersetzen. Alle Angaben erfolgen daher ohne Gewähr und Garantie für deren Richtigkeit.

Die Begriffe „Frau“ und „weiblich“ beziehen sich in diesem Buch auf Personen, denen bei Geburt das Geschlecht „weiblich“ zugeordnet wurde. Sie schließen Transgeschlechtlichkeit gleichermaßen mit ein und sind unabhängig vom sozialen Geschlecht zu verstehen.

FSC
www.fsc.org
MIX
Papier | Fördert gute Waldnutzung
FSC® C083411

Das bei der Produktion dieses Buches entstandene CO_2 wurde durch die Finanzierung von Klimaschutzprojekten kompensiert: climate-id.com/17531-2110-1001/de

1. Auflage 2024

Lektorat: Susanne Philippi
Illustrationen: © Katja Spitzer
Umschlaggestaltung: Lübbeke Naumann Thoben, Köln
Layout: Silke Rieks, Satz: Andrea Lehmann
Gesetzt aus der Questa Slab
Druck und Verarbeitung: CPI books GmbH, Leck
Gedruckt auf säurefreiem und chlorfrei gebleichtem Papier
Printed in Germany
ISBN 978-3-8321-6939-8

www.dumont-buchverlag.de

FÜR SOPHIA UND LUDWIG

INHALT

Willkommen in der Schlüpferakademie 11
Vorwort 13

TEIL 1 – GRUNDKURSE

Mathematik – Häufigkeiten 20
Blaseninfektionen 20
Infektionen der Vulva und Vagina 21
Kurz und knapp 22

Geografie – Die menschliche Landkarte 23
Topografie 23
Klimazonen 26
Kurz und knapp 28

Gesellschaftskunde – Die Mikrobiome 29
Der Darm 29
Vulva und Vagina 31
Hormone, Lebensphasen und die vulvo-vaginalen Mikrobiome 35
Kurz und knapp 46

Expert:innenwissen Chemiefabrik Milchsäurebakterien 32
Hitzewallungen 43
Ausflug Professor Döderlein und die Stäbchen 34

Biologie – Sex, Hygiene und Ernährung 47
Sexualkunde 47
Hygiene 49
Ernährungswissenschaft 54
Kurz und knapp 59

Expert:innenwissen Säurestarre 48
Yoni-Steaming 52 · Slipeinlage und Intimtemperatur 54
Nahrungsergänzungsmittel 58
Ausflüge Die Mutterspritze 50
Detox in früheren Zeiten 55

Kunst – Schamhaarmode 60
Kurz und knapp 61

Ausflug Die Schamhaarmode über die Jahrhunderte 62

Geschichte – Unterwäsche im Wandel der Zeit 63
Kurz und knapp 66

Ausflug Menstruationshygiene 64

Chemie – Medikamente 67
Die „ANTIs“ 67
Die „PROs“ 75
Die Hormone 77
Die Impfstoffe 79
Kurz und knapp 79

Expert:innenwissen Wie wirken Antibiotika? 70
Candida albicans 72 · Synthetische, halbsynthetische und bioidentische Hormone 78
Ausflüge Die Wiederentdeckung des Penicillins 68
Menschen lernen von Affen 74

Religion – (Irr)glauben 80
Der Joghurttampon 81
Der Knoblauchtampon 81
Wer regelmäßig Infektionen der Intimzone hat, wäscht sich nicht richtig 83
Infektionen der Intimzone und der Blase sind bei neuen Partner:innen häufiger 83
Milchsäure hilft bei Infektionen von Blase und Intimzone 84
Viel trinken hilft bei Blaseninfekten 84

Ausflug Vampire und der Knoblauch 82

Zusammenfassung – Die Grundkurse auf einen Blick 85

TEIL 2 – LEISTUNGSKURS PFLANZENHEILKUNDE

Einführung 88
Expert:innenwissen Die digitale Amnesie 89
Ausflug Hildegard und Trota 92

Wie wirken Heilpflanzen? 94
Expert:innenwissen Gerbstoffe, Schleimstoffe, Seifenstoffe, Farbstoffe und Co. 96
Ausflug Die Weihnachtsgeschichte 98

Was ist Phytotherapie? 100
Expert:innenwissen Health Claims und das Internet 101

Risiken der Phytotherapie 103
Expert:innenwissen Allergien 106
Ausflug Festtrunk und Medikament – Kava-Kava 107

Was ist Aromatherapie? 108
Expert:innenwissen Breitbandätherika 109
Ausflug Das Geruchsgedächtnis 110

Wie helfen Pflanzen bei Harnwegsinfekten und Blasenentzündungen? 111
Expert:innenwissen Zubereitung von Arzneitee 114

Wie helfen Pflanzen bei vulvo-vaginalen Infektionen? 115

TEIL 3 – PRAKTIKUM

Einführung 118

Zubereitung und Anwendung von Pflanzen(teilen) 119

Was tun bei ...?
Harnwegsinfekte – Blasenentzündung 126
Erste Hilfe 129

Hilfe bei speziellen Blaseninfektionen 132
Die aus der Kälte kam 133
Honeymoon 137
Die Hormonachterbahn 141
Die Zyklische 144
Die Saure 147
Die Hitzige 149
Die Silbrige 152

Expert:innenwissen Erreger der Harnwegsinfekte 127
Schmerzmittel und Nebenwirkungen 131

Vulva- und Vaginalinfekte 155
Safer Sex ist sexy! 155
Kleine Schleimkunde 156
Schleim und Ausfluss bei Infektionen 158
Erste Hilfe bei Juckreiz in der Intimzone 164
Ungebetene Untermieter der Vulva und Vagina 166
Ätherische Öle 167
Prophylaxe 173

Expert:innenwissen Billings-Methode 157 · Kratzreflex 164
Die 1%ige Lösung 169
Ausflüge Die Geschlechtskrankheiten großer Geister 161
Neunzig Jahre Intimhygiene 177

Pflanzenalmanach 178

Nachwort 209

ANHANG

Bezugsquellen 214
Textnachweis 214
Register 216
Dank 224

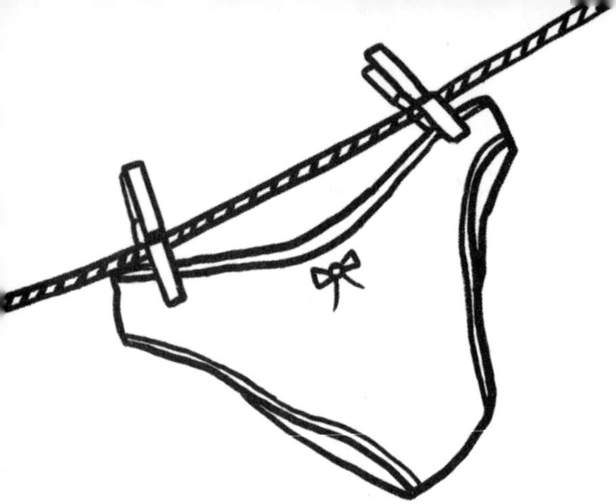

WILLKOMMEN IN DER SCHLÜPFERAKADEMIE!

In diesem Buch geht es unter die Gürtellinie. Buchstäblich.

Infektionen in der Intimzone treffen fast jede Frau. Nicht selten juckt oder brennt es untenrum, aber sprechen möchten wir darüber nicht. Blasenentzündungen und Juckreiz in der Intimzone sind keine Themen, die fröhlich in der Öffentlichkeit diskutiert werden. Die Beschwerden finden im Verborgenen statt – in Einzelhaft auf den Toiletten dieses Landes. Das soll sich ändern.

Die Schlüpferakademie ist ein Versuch, diesem schambelasteten Thema zu Leibe zu rücken und grundlegendes Wissen zu vermitteln. Sie schaut Mutter Natur in die Karten und unseren Vorfahrinnen unter den Rock. Sie räumt auf mit falsch gelernten Glaubenssätzen und Mythen und bringt uns zum Nachdenken, wie unsere Lebensweise diese Beschwerden begünstigt. Und natürlich gibt es Tipps und Tricks von Erster Hilfe bis Vorbeugung: Nach Abschluss der *Schlüpferakademie* kennst du nicht nur Rezepturen für Teemischungen und Vaginalkügelchen, sondern auch den „Steam to go“, der bei Infektionen und Entzündungen eine große Hilfe sein kann.

Mein Buch kombiniert das Wissen unserer Vorfahrinnen mit den Erkenntnissen der modernen Medizin und ist dabei immer kurzweilig und niemals dogmatisch. Ich wünsche dir viele Aha-Momente bei dem Besuch der *Schlüpferakademie*.

Herzlich,
Susan Zeun

Vorwort

Ein wunderschönes Altweiberwochenende geht zu Ende, der späte September hat noch einmal alles gegeben – im Herbst ist alles aus Gold, heißt es in einem Gedicht. Es ist Sonntagabend und hiermit verabschiedet sich nicht nur eine der letzten sommerlichen Auszeiten, sondern auch meine Ruhe.

Es piept und brummt. Das ist mein Praxistelefon. Mein Partner zieht die Augenbrauen hoch: Ich habe mal wieder vergessen, den Lautlos-Modus für Benachrichtigungen einzustellen. Die eingehenden Nachrichten brauche ich im Grunde nicht zu lesen. Mir reichen Zeitpunkt, die äußeren Umstände und meine Erfahrung, um mir die Anfragen vorzustellen. Resigniert schließe ich die Augen und sehe lebhaft vor mir, wie die letzten Tage der Anrufer:innen ausgesehen haben:

Donnerstag
Der Wetterbericht sagt das letzte schöne Wochenende voraus, bevor es endgültig Herbst werden wird. Also noch mal raus aus dem Alltag mit dem Lieblingsmenschen und die letzten warmen Tage ausnutzen. „Quality time“ heißt das, manchmal ganz pragmatisch auch F*date. Zur Vorbereitung gibt es eine Shoppingtour: neue Schuhe gerade nicht, lieber in die Dessous-Abteilung. Und da hängt das heiße Teil: ein neuer Tangaslip, in dem Frau sich richtig sexy fühlt.

Shopping erschöpft, zur Entspannung geht es zu Hause erst mal in die Wanne. Ein wundervolles Schaumbad und die Intimfrisur muss auch nachgerichtet werden. Mist, vergessen, einen neuen Rasierer einzukaufen! Kein Problem, da ist noch einer, leider ein wenig stumpf.

Freitagmorgen (... ist ein langes Wochenende)
Abfahrt ins Liebesnest, das Ziel des Ausflugs variiert, je nach persönlichen Vorlieben: eine tolle Hotelsuite am Meer oder eine einsame Hütte in den Bergen. Nach der mehrstündigen Anfahrt folgt gleich der erste Liebesakt, vielleicht auch der zweite. Frisch machen und hinaus in die einzigartige Umgebung. Wandern in der Natur, öfter mal ein verträumtes Päuschen mit Picknick auf dem Waldboden, alternativ in den Wellen planschen oder im Whirlpool rekeln.

Freitagabend
Zimmerservice. Gemütliches Kuscheln und wieder übereinander herfallen, noch mal übereinander herfallen ... (Frequenz beliebig einfügen) und danach selig einschlafen.

Samstagabend
Der Verlauf des Tages kann nach Lust und Fantasie gefüllt werden. Abends geht es zum Candle-Light-Dinner. Die Protagonistin verspürt bereits ein leichtes Brennen in der Intimzone und schielt beim Betreten des Restaurants nach dem Toilettenschild. Der/Die Sexualpartner:in beginnt, sich ein wenig zu wundern, da zwischen jedem Gang eine Pinkelpause eingelegt wird. Aber nun gut. Zunehmend rutscht die Protagonistin auf dem Stuhl umher, spätestens das Dessert nimmt sie verkrampft auf der Stuhlkante ein.

Sonntagmorgen
Die Nacht war nicht von seligem Schlummer geprägt. Je nach Preisklasse der Unterkunft brachte der Zimmerservice häufig ein Tässchen Tee, oder der Wasserkocher machte Überstunden. Die Badewanne, sofern vorhanden, dampft noch von der nächtlichen Benutzung. Der geplante Bummel über den Flohmarkt, die Altstadttour oder was auch immer wird nun zur Schnitzeljagd für öffentliche Toiletten. Auf der Rückreise lernen die Verliebten wahrscheinlich die Vielfalt der Autobahnraststätten kennen; die Pinkelbons stapeln sich im Handschuhfach.

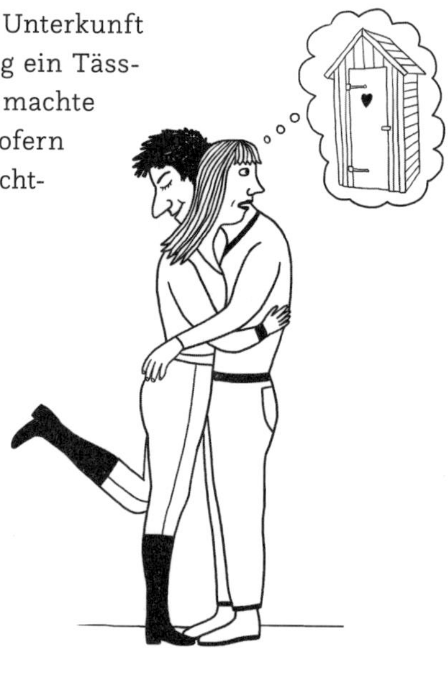

Sonntagabend
Endlich die eigene Toilette! Es brennt beim Pinkeln, die Blase fühlt sich so voll an, dass ein Verlassen der Kloschüssel gar nicht lohnt. Jammernd sitzt sie auf der Toilette und fragt sich, was denn bei ihr immer schiefläuft. Sie verflucht ihren Körper und begibt sich im Internet auf die Suche nach Hilfe und Tipps. (Oder fragt bei mir nach einem Termin.)

Montagmorgen
Konsultation beim Fachpersonal des Vertrauens. Die Diagnose lautet sehr wahrscheinlich: Honeymoon-Zystitis.

THE END

Kommt dir das geschilderte Drehbuch eventuell bekannt vor? Hast du dir auch schon mal die Frage gestellt, was bei dir untenrum falsch läuft? (Spoiler: nichts! Aber es gibt einige Tricks, um derartige Erlebnisse zu vermeiden.) Die Form der beschriebenen Blasenentzündung tritt so häufig auf, dass sie einen eigenen Namen hat: Honeymoon-Zystitis. Ein wenig hat sogar Mutter Natur ihre Finger im Spiel, denn die Unannehmlichkeiten haben durchaus einen tieferen Sinn, dazu später mehr. Der Hauptdarstellerin des Drehbuches sind einige vermeidbare Fehler unterlaufen (Dessous-Wahl, Schaumbad etc.), ohne die das Wochenende vielleicht keine unangenehmen Nachwirkungen gehabt hätte: Eine ausführliche Analyse dazu findest du im Nachwort. Leider treffen Infektionen nicht nur die Blase. Auch in Vulva und Vagina tummeln sich Gäste, die rasch sehr unangenehm werden können, Frust mit der Lust bescheren und lästig sind. Um diese geht es ebenfalls in der *Schlüpferakademie*.

Aber vielleicht stelle ich mich erst einmal vor: Meine Berufsbezeichnung ist Fachärztin für klinische Pharmakologie, und wenn ich nicht gerade Bücher schreibe oder in meiner kleinen Praxis für Phytotherapie Patient:innen betreue, arbeite ich in diesem Bereich bei einem großen Pharmakonzern. Falls du jetzt überhaupt keine Vorstellung davon hast, was das für eine Spezialisierung sein soll – Fachärztin für klinische Pharmakologie –, macht nichts, viele meiner Kolleg:innen auch nicht.

Kurz zusammengefasst: Wenn du im Fernsehen eine Werbung für Medikamente siehst, wird gleichzeitig der Spruch „Zu Risiken und Nebenwirkungen fragen Sie Ihre Ärztin, Ihren Arzt oder in der Apotheke“ hinterhergeschoben. Es kommt manchmal vor, dass dann weder Ärzt:innen noch Apotheker:innen die Risiken und Nebenwirkungen genau kennen – ich muss es aber dann wissen; zumindest muss ich wissen, wo sie stehen. Wenn sie nirgendwo vermerkt sind, ist es mein Job, herauszufinden, welche Risiken und Nebenwirkungen auftreten können.

Fachärzt:innen für klinische Pharmakologie arbeiten oft an der Entwicklung neuer Medikamente, so wie ich seit fast 25 Jahren für die Frauengesundheit. Die Pflanzenheilkunde für Frauen war und ist mein Hobby. Gerade mit meinem Background ist es spannend, sich mit den alten Behandlungsmethoden zu beschäftigen, und ich erlebte schon so manchen Aha-Effekt. Einige davon möchte ich in diesem Buch teilen. Aus dem Hobby ist eine Profession geworden, eine, die viel zu selten ist, damit altes Wissen erhalten bleiben und neu bewertet werden kann.

Wobei kann dieses Buch nun helfen?

Infektionen der Intimzone, egal ob Blase, Vulva oder Vagina, sind keine biblischen Heimsuchungen, aber unangenehm und üblicherweise kein Thema für die nächste Party, oft noch nicht mal für einen Mädelsabend.

Dabei hat so gut wie jede Frau bereits Erfahrungen damit gemacht, die Statistiken sprechen eine eindeutige Sprache. Doch es wird ein Mantel des Schweigens darübergelegt. Über Menstruationsbeschwerden, Intimtrockenheit und Hitzewallungen wird inzwischen ungehemmter geplaudert – der Vaginalpilz jedoch vermehrt sich unbesprochen in den Unterhosen dieses Landes.

Um die Wissenshäppchen ein wenig zu strukturieren, geht's mit der *Schlüpferakademie* zurück auf die Schulbank und hinein in einen spannenden Lehrstoff, den ich in Unterrichtsfächer gegliedert habe. Keine Sorge, es ist kein trockenes Theoriebüffeln angesagt. Ich habe versucht, die Themen gut verständlich und entspannt zu beschreiben.

Die *Schlüpferakademie* unterteilt sich in die **Grundkurse** Mathematik, Geografie, Gesellschaftskunde, Biologie, Kunst, Geschichte, Chemie und Religion. Die Einteilung ist nicht ganz ernst gemeint, sie dient vielmehr der Strukturierung. Die Teilnahme ist natürlich freiwillig!

Nach den Grundlagen folgt der **Leistungskurs** Pflanzenheilkunde. Hier geht es darum, wie Pflanzen wirken, wie diese angewendet werden und was es bei pflanzlicher Heilkunde zu beachten gilt.

Im **Praktikum** gibt es dann sehr konkrete Vorschläge, wie du Beschwerden lindern kannst und wie diesen vorgebeugt werden kann. Du bekommst wertvolle Tipps, aber beachte bitte, dass dieses Buch keinen Besuch beim Fachpersonal deines Vertrauens ersetzen kann und will.

Im Buch finden sich außerdem drei zusätzliche Informationskategorien: Wenn du dein Wissen erweitern möchtest, bist du bei den **Ausflügen** genau richtig. Hier erfährst du mehr über Hintergründe oder die Geschichte eines bestimmten Themas. **Expert:innenwissen** ist ebenso vorhanden und gekennzeichnet für die, die es genauer wissen wollen. Keine Zeit? Dann ist das Wichtigste eines jeden Kapitels in **Kurz und knapp** zusammengefasst.

Eines noch vorweg: Dies ist kein klassischer Ratgeber! Selbstverständlich steht dir die *Schlüpferakademie* mit Rat und Tat zur Seite, und die Daten sind hieb- und stichfest, aber es ist der Ton, der die Musik macht: Natürlich würde ich meine Patient:innen nicht duzen, meine Leserschaft schon. Außerdem folgt der Ratgeber dem wichtigsten Prinzip überhaupt: Lachen ist gesund, und ein wenig Humor hat noch niemandem geschadet.

TEIL 1

GRUNDKURSE

MATHEMATIK

HÄUFIGKEITEN

Stell dir vor, es ist Montagmorgen in deiner Schulzeit, Mathe ist gleich in der Ersten. Aber wir wollen uns nicht beklagen, denn die Mathematik ist eine ganz wunderbare Wissenschaft. In der Regel hilft sie, Probleme ganz nüchtern zusammenzufassen – es sind ja nur Zahlen. Zahlen kennen keine Scham und sind ein hervorragendes Mittel, sich sensiblen Themen zu nähern.

„Abstrahieren statt Lamentieren" ist das Motto der Mathematik in der *Schlüpferakademie*, und wir beschäftigen uns zunächst mit Statistik.

Blaseninfektionen

Die Tabelle zeigt die Häufigkeiten von Blaseninfektionen beim Menschen. Die Resultate sind eindeutig – es wird noch nicht mal ein Tortendiagramm benötigt: Blaseninfekte sind bei Frauen wesentlich häufiger als bei männlichen Vertretern unserer Spezies. Lediglich bei Neugeborenen liegt die Inzidenz (die Häufigkeit) bei Jungen höher als bei Mädchen.

Altersstufe	Häufigkeit in Prozent	Verhältnis männlich:weiblich
Neugeborene	1	1,5:1
Vorschule	2–3	1:10
Schule	1–2	1:30
Erwachsene	2,5	1:50
ältere Menschen (> 60 Jahre)	20–30	1:2 bis 1:10

Jüngere Mädchen haben dann ungefähr zehnmal häufiger Blaseninfektionen als Jungen im gleichen Alter, das steigt bis zur Adoleszenz (junge Erwachsene bis 18 Jahre) auf einen Faktor von 1:30.

In den folgenden Jahren – der reproduktiven Phase – haben fünfzigmal mehr Frauen Blaseninfektionen als Männer. Das Fünfzigfache – das klingt nicht nur viel, das ist es auch.

Mit über sechzig Jahren fällt dieses Verhältnis wieder ab, wird zwischen zwei- bis zehnmal häufiger als bei Männern angegeben. Allerdings treten Blaseninfekte nun insgesamt wesentlich öfter auf als in den früheren Lebensjahren.[1]

Infektionen der Vulva und Vagina

Bakterielle Infekte

Die wissenschaftliche Literatur gibt eine Häufigkeit von 50 % an, dass Frauen wenigstens einmal in ihrem Leben an einer bakteriellen Infektion der Intimzone erkranken – das ist jede Zweite!

Bei 10–20 % der Frauen treten starke Symptome wie Juckreiz, Brennen und starker vaginaler Ausfluss auf. Die Häufigkeit der Infektionen ist wiederum in den Lebensphasen unterschiedlich. In der Pubertät und in der Perimenopause ist sie am höchsten. Die Umstellungsprozesse auf hormoneller Ebene werden hierfür verantwortlich gemacht.[2] Warum und wieso hormonelle Schwankungen zu Infektionen führen, dazu gibt's in den anderen Grundkursen noch mehr Informationen (ab S. 35). Bakterielle Entzündungen werden im Fachjargon auch als bakterielle Vaginose oder Vulvovaginose bezeichnet – zumindest dann, wenn der Keim nicht eindeutig bestimmt ist.

Hat sich „der Keim" einen ausdrücklichen Namen innerhalb der sexuell übertragbaren Erkrankungen gemacht, wird die Infektion nach dem Erreger benannt. Ein Tripper ist und bleibt ein Tripper (fachlich richtig: Gonorrhö), obwohl es auch eine bakterielle Vaginose ist. Es ist wichtig zu verstehen, dass bakterielle Infektionen auch ohne Sexualverkehr auftreten können und dass diese nicht gleichzusetzen sind mit mangelnder Hygiene.

Die bakterielle Vaginose ist häufig wiederkehrend. Wiederkehrend meint, dass mehr als drei Episoden innerhalb von zwei Jahren auftreten.

Pilzinfektionen

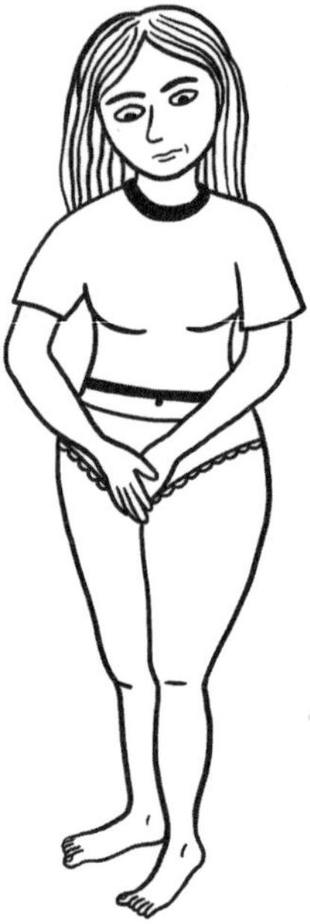

Candida-Spezies gehören zur normalen Besiedelung der Vulva und Vagina. Normalerweise ist das auch nicht problematisch, allerdings erkranken etwa 80 % aller Menschen weiblichen Geschlechts in Deutschland einmal in ihrem Leben an einem Genitalpilz, bei 3–4 % treten die sogenannten Vaginalmykosen rezidivierend (wiederholt) auf. Erkrankungsspitzen liegen zwischen dem 20. und 40. Lebensjahr. Häufig wird ein Zusammenhang mit dem hormonellen Zyklus und der Sexualität gesehen.

Virale Infektionen

Herpesviren können schmerzhaften und unangenehmen Genitalherpes auslösen. Allerdings ist es eine Mär, dass Genitalherpes durch Oralverkehr mit einer Person, die Lippenherpes hat, übertragen wird. Das gilt auch für die umgekehrte Variante. Diese Herpesviren gehören zwar der gleichen Familie an, sind aber unterschiedliche Verwandte. Ist man einmal infiziert, verbleiben die Viren im Körper und werden durch Trigger wie schlechte Immunabwehr oder Stress reaktiviert. Rund 5 % aller Frauen sind wenigstens einmal im Leben von Genitalherpes betroffen.

>>> KURZ UND KNAPP <<<

Die Chance, ohne eine Infektion der Blase, Vulva oder Vagina durchs Leben zu gehen, ist sehr gering. Die genaue Berechnung ist allerdings schon höhere Mathematik und von zahllosen, sich gegenseitig bedingenden Faktoren abhängig. Die Darstellung der Häufigkeiten sollte dir einen Punkt vor Augen geführt haben: Du bist nicht allein mit möglichen Beschwerden.

GEOGRAFIE

DIE MENSCHLICHE LANDKARTE

Der menschliche Körper ist absolut faszinierend. Auf allen Ebenen. Kommen wir also zur Geografie und hier im Speziellen zur Topografie, zu der „Geländebeschreibung“.

Im medizinischen Bereich ist die Geländebeschreibung die Anatomie des Menschen. Die *Schlüpferakademie* wird allerdings nur einen Teil der menschlichen Landkarte näher betrachten. Bei den weiblichen Genitalien herrscht interessanterweise nämlich einiger Nachholbedarf, was die Grundlagen angeht. Erst 2022 wurden die Schullehrbücher umfassend überarbeitet und die Darstellungen korrigiert.[4]

Topografie

Die Gesamtheit der äußeren weiblichen Geschlechtsteile wird Vulva genannt, dazu gehören der Venushügel (gelegentlich immer noch als Schamhügel bezeichnet), die großen und kleinen Schamlippen, die Klitoris und das *Vestibulum vaginae*. Letzteres wird oft mit Scheideneingang übersetzt, wobei die wörtliche Übersetzung Vorhof oder Vorhalle der Vagina bedeutet – das klingt wesentlich poetischer. In der Vulva drängt sich noch der Harnröhrenausgang anatomisch ziemlich dazwischen. Die Vagina ist die Verbindung von der Vulva, den äußeren Geschlechtsorganen, zum Uterus, der Gebärmutter.

Die Intimzone ist noch immer für manche Frauen eine nahezu unbekannte Zone – oder wie oft siehst du dich im Monat von unten? Solltest du kein Schlangenmensch sein, ist das nämlich gar nicht so einfach, außer, du benutzt einen Spiegel oder nimmst das Smartphone zwischen die Beine und machst ein Foto.

Von außen betrachtet stellt sich das ungefähr so dar:

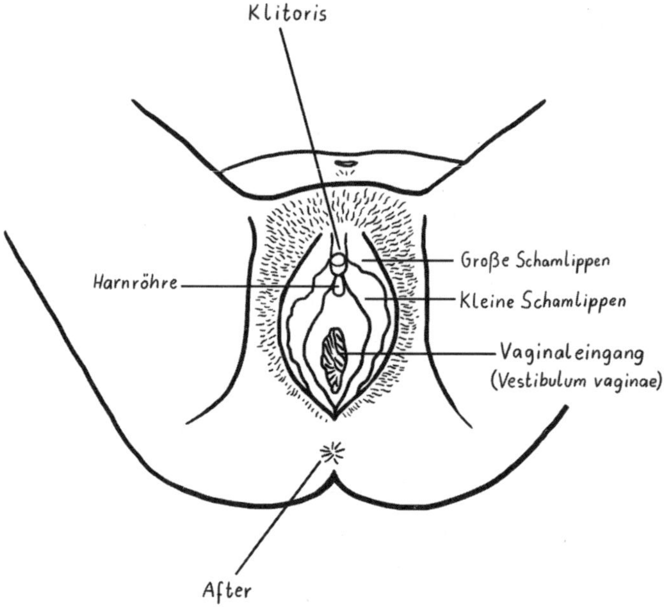

Von innen ungefähr so:

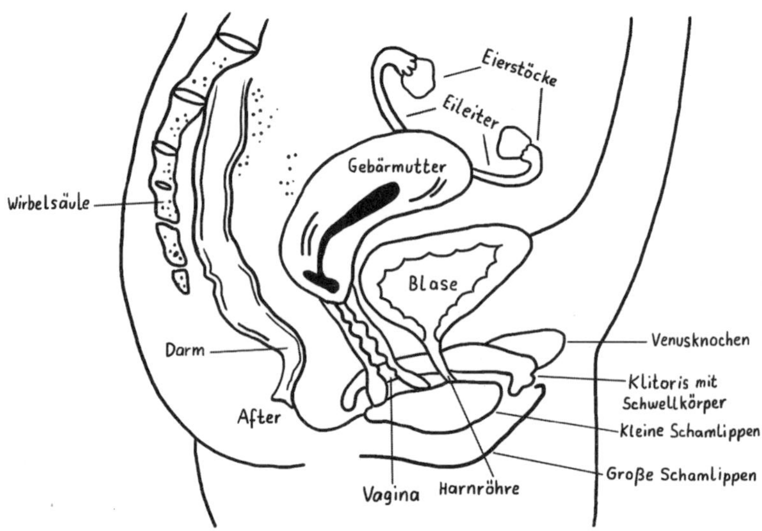

Für die verschiedensten Funktionen, die dein Unterboden zu erfüllen hat, ist das ganz schön eng: Es gibt die Harnröhre und den Anus für die Ausscheidung von Urin und Stuhl und dazwischen die Fortpflanzungsorgane.

Interessanterweise hast du in diesem Bereich zahlreiche kleine Mitbewohner (siehe „Gesellschaftskunde", S. 29). Diese erfüllen in den unterschiedlichen Arealen zahlreiche Aufgaben für dich; das nennt man eine Symbiose: Dein Körper liefert den Lebensraum für diese Kleinstlebewesen, du profitierst von deren Anwesenheit. Die Gesamtheit dieser Mitbewohner einer Region heißt Mikrobiom.

Damit jedoch nicht genug: Darm, Blase, Vulva und Vagina haben sehr unterschiedliche Mikrobiome, die bei Vermischung ein ziemliches Kuddelmuddel ergeben – und das sind nicht immer ganz stressfreie Nachbarschaften.

Um größeren Schwierigkeiten zwischen den Mikrobiomen aus dem Weg zu gehen, schlichtet dein Immunsystem ziemlich viele Streitigkeiten, meistens geht es dabei um unerlaubtes Betreten fremder Territorien. Dein Immunsystem ist dabei so was wie die Blauhelmtruppe der UN und verhindert kämpferische Auseinandersetzungen, die zu Entzündungen führen.

In der Vulva liegen der Eingang zur Vagina und die Harnröhre. Die Vagina hat zahlreiche Bewohner, und über ein Frauenleben gesehen werden sogar sehr unterschiedliche beherbergt. Die Harnblase mag es lieber steril, das heißt keimfrei. Damit ist dein Immunsystem ganz schön beschäftigt.

Anatomisch gesehen ist die kurze Harnröhre der Frau ein kleiner Konstruktionsfehler oder anders ausgedrückt eine willkommene Einladung an allerlei Keime, die es sich nach einem kurzen Weg aufwärts in der Blase bequem machen können. Da die Harnblase normalerweise nicht oder nur sehr gering besiedelt ist, ist sie für Neuankömmlinge eine echt coole Location: Ohne Konkurrenz können sie sich problemlos breitmachen, unter Umständen spielen die Mikroorganismen auch gern Verstecken in den oberen Schichten des Gewebes oder zwischen den Zellen der Blasenwand. Im Durchschnitt ist der Weg durch die Harnröhre zur Harnblase nur 2,5–4 cm weit, während es bei Männern 20–25 cm sind.

Auch wenn bei den meisten Säugetieren die Harnröhre bei den weiblichen Tieren kürzer ist, so ist keines dieser Wesen bisher auf die Idee gekommen, aufrecht zu gehen. Durch den aufrechten Gang haben die Mikrobiome eine ziemlich gute Möglichkeit, sich auszutauschen.

Bei unseren männlichen Artgenossen sorgt das für weniger Schwierigkeiten: Die Geschlechtsteile sind nach außen verlagert, während Vagina, Gebärmutter und Eierstöcke bekanntermaßen innen liegen.

Klimazonen

Klimatische Bedingungen beeinflussen die Flora und Fauna auf der Erde in den großen Klimazonen und im Kleinen ebenso. Nur heißen diese nicht Klimazone, sondern Mikrobiotop. In diesem Kapitel sind einige dieser Einflüsse der Mikrobiotope auf die Mikrobiome der Intimzone zusammengefasst.

Die Arktis

Die Körpertemperatur des Menschen liegt normalerweise bei etwa 37 °C, und es kostet unseren Körper sehr viel Energie, dieses fragile System stabil zu halten. Dabei versucht er nach Möglichkeit, so viel wie möglich davon einzusparen – das funktioniert mit sehr sensiblen Sensoren extrem effizient.

Kommt von außen, vorzugsweise von den Extremitäten und insbesondere von den Füßen, ein Kältereiz, setzen sofort Energiesparmaßnahmen ein. Die kalten Füße sind ein Signal an den Körper, ähnlich wie ein Blaulicht oder die letzte Gasrechnung. Die Nachricht lautet: Alarm! Energie sparen! Das macht der Organismus dann auch umgehend. Um Energie zu sparen, dreht er die Heizung runter; er reduziert die Durchblutung, indem er die Kapillaren (kleinste Blutgefäße) eng stellt. Alles, was nicht zwingend auf 37 °C gehalten werden muss, bekommt weniger Wärme ab – so auch die Intimzone. Eng gestellte Kapillaren führen dazu, dass die Gewebe weniger gut durchblutet werden. Mit dem Blut wird aber nicht nur Wärme verteilt, auch Immunzellen, Antikörper und Fresszellen werden in Umlauf gebracht.

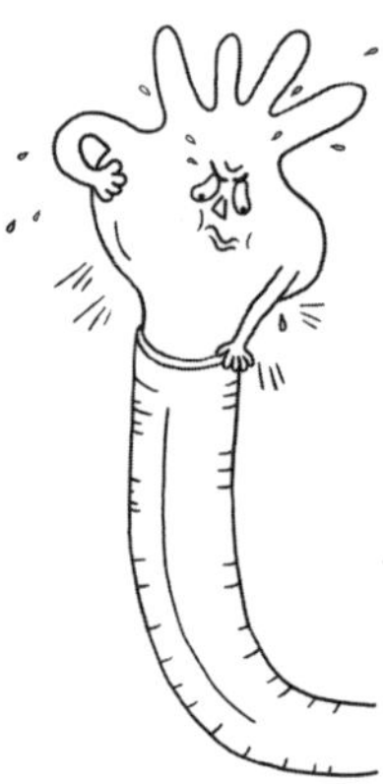

Das ist für die Intimzone besonders fatal. Während die Körperpolizei (Immunzellen) die Bakterien der Intimzone noch gut in Schach halten kann, warten manche der kleinen Mitbewohner nur darauf, sich auszubreiten, sobald die Situation günstig für sie ist.

Dreht die Zentrale nun den „Saft" ab, weil Kältealarm ausgerufen wurde, kommt die Köperpolizei mit den Immunzellen nicht mehr so gut zum Einsatzgebiet: Dann herrscht alsbald Anarchie, und die Party von ungeladenen Gästen in der Intimzone kann beginnen.

Die Kältereize sind manchmal unbemerkt, wer denkt bei trauter Runde auf dem Waldboden oder am Strand mit nassen Badesachen schon über die Stresssituation untenrum nach. Einfach mal schnell ohne Schuhe über kalten Steinboden wandern, schon kann das Urteil „Einzelhaft auf der Toilette" lauten.

Die Tropen

Nach den lästigen Erfahrungen aus so mancher Kindheit und Jugend werden die Schmerzen der Blase hauptsächlich mit Kälte in Zusammenhang gebracht. Die Lernkurve ist hoch: Nasse Klamotten sofort ausziehen, den Körper warm halten, vor allem die Füße.

Aber es folgt eine weitere bittere Erkenntnis: Es ist wundervoll, in warmen Gefilden zu wandeln – Wärme und Sonne sind wohltuend fürs Gemüt, der Vitamin-D-Spiegel steigt. Vor allem im Urlaub bevorzugen viele die südlichen Gefilde. Auf zu viel Wärme reagiert der Körper jedoch mit Schweißbildung. Und dadurch wird Verdunstungskälte erzeugt.

Die Schweißbildung betrifft alle Körperteile, in denen Schweißdrüsen vorhanden sind, und die Intimzone hat reichlich davon. Entsprechend schwitzen wir auch zwischen den Beinen. Das ist prinzipiell kein Problem, aber oft saugt das Kleidungsstück, welches dem Buch den Namen gab, den Schweiß auf, und der Schlüpfer wird feucht. Die entstandene Nässe sorgt für Kühlung. Auch dieser Kältereiz kann zum gleichen Problem führen, wie es im Abschnitt der Arktis erklärt wurde.

Zu allem Überfluss geraten durch die Feuchtigkeit die Biotope durcheinander, und die Darmbewohner surfen gen Vulva: ideale Partybedingungen im Schlüpfer – nur nicht für die Besitzerin derselben. Schmerzen, Toilettenschnitzeljagd und ziemlich miese Laune sind die Folge. Juckreiz ist ebenfalls ein störendes Phänomen, denn gerade Pilze (Mykosen) finden bei feuchter Wärme ideale Wachstumsbedingungen vor.

Die Wüste

Neben den feuchten Tropen sorgt auch ausgeprägte Trockenheit für Schwierigkeiten. Intimtrockenheit sollte sich als unvorteilhafte Nebenwirkung des Klimakteriums (lateinisch für „Wechseljahre") bereits herumgesprochen haben, aber auch Medikamente und Erkrankungen sorgen gelegentlich für klimatische Veränderungen in der Intimzone.

Dass es auch bei zu trockener Intimzone zu Problemen kommen kann, hat physikalische Gründe: Die Reibung wird zu hoch. Reibung entsteht durch Bewegung, beispielsweise beim Gehen und Wandern, aber auch beim Radfahren. Ohne „Schmierstoff" bzw. Befeuchtung kommt es zu winzigen Verletzungen und Rissen im zarten Gewebe der Intimzone. Diese kleinen Verletzungen sind willkommene Verstecke für unliebsame Mikromitbewohner, die diese nur zu gern besiedeln.

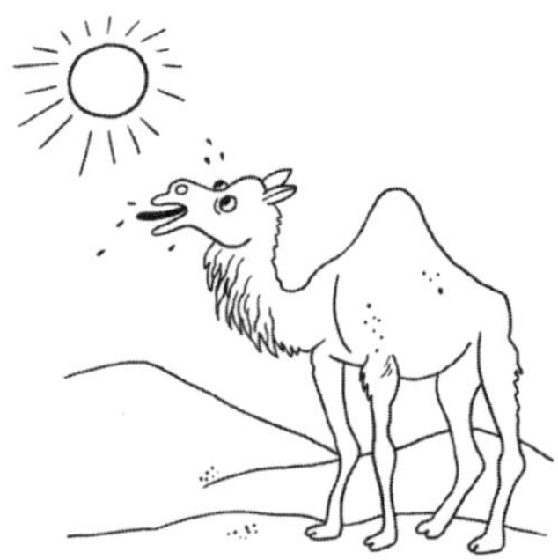

>>> KURZ UND KNAPP <<<

Kälte, Wärme, Feuchtigkeit und Trockenheit können Infektionen der Intimzone begünstigen. Durch Kälte wird die Blutzirkulation gedrosselt, weniger Immunzellen helfen, die Intimflora zu regulieren. Wärme und Feuchtigkeit können förderliche Wachstumsbedingungen für Pilzinfektionen sein. Durch Trockenheit und Reibung können kleinste Verletzungen des Gewebes Infektionen fördern.

GESELLSCHAFTSKUNDE

DIE MIKROBIOME

Du bist nicht nur nicht allein in deinem Körper, sondern ein ganzes Universum für zahllose Kleinstlebewesen, die dich bevölkern. Im Fach Gesellschaftskunde der *Schlüpferakademie* geht es um die zahlreichen Völker von Kleinstlebewesen in und auf deinem Körper, die sogenannten Mikrobiome. An unterschiedlichen Stellen deines Körpers finden sich sehr unterschiedliche Besiedlungen. Damit nicht genug – diese beeinflussen sich auch noch gegenseitig.

Der Darm

Der Darmausgang liegt anatomisch sehr nah an deiner Intimzone und führt ein reges Austauschprogramm mit dieser durch. Außerdem beherbergt der Darm das größte Mikrobiom deines Körpers.

Wenn du jetzt eine Aufstellung des gesunden Mikrobioms des Darmes erwartet hast, muss ich dich leider enttäuschen: Mittlerweile sind krank machende Keime sehr gut untersucht. Wie eine „normale“, gesunde Flora des Darmes zusammengesetzt ist, wird derzeit noch intensiv entschlüsselt. Gesicherte Erkenntnis ist, dass es ungefähr 1000 verschiedene Mikroorganismen gibt, mit denen du zusammenwohnst, wobei der einzelne Mensch etwa 150 verschiedene Mikroorganismen – es handelt sich mehrheitlich um Bakterien – in seinem Darm beherbergt. Die meisten benötigen keinen Sauerstoff, um zu überleben, und werden Anaerobier genannt.

Bei der Mikrobiom-Forschung gibt es einen der größten Gender-Gaps. Von einem Gender-Gap in der Forschung wird gesprochen, wenn Untersuchungen mehrheitlich nur an einem biologischen Geschlecht durchgeführt wurden. So ist es bei der Mikrobiom-Forschung. Zwar wurden intensiv die weiblichen Biotope der Vulva und Vagina untersucht und kategorisiert, bei der Untersuchung des Mikrobioms im Darm wurde jedoch hauptsächlich an Proben von jungen, gesunden Männern geforscht.

Daher ist es eine relativ neue Erkenntnis, dass die weiblichen Hormone auch einen sehr starken Einfluss auf die Artenvielfalt der Mikroorganismen des Darmes haben.

Dass die Darmflora bisher nicht im Detail aufgeklärt ist, hat verschiedene Gründe. Die Darmflora ist so vielfältig, dass sie mittlerweile als zweites Genom des Menschen bezeichnet wird. Würde man beispielsweise all die Billionen Mikromitbewohner aneinanderreihen, ergäben sie mehrfach den Erdumfang und brächten ein Gewicht von rund 2 kg auf die Waage – heißt es. Der Wahrheitsgehalt dieser Fakten muss noch überprüft werden, denn bisher hat noch niemand das Mikrobiom des Darmes auf eine Waage gelegt.[3] Andere Theorien gehen davon aus, dass es wesentlich weniger sein könnte, nämlich etwa 500 g, was ich immer noch erstaunlich viel finde.

Das Darmmikrobiom oder die Darmflora besteht nicht nur aus Mikroorganismen, sondern auch aus deren Gensequenzen, die von den Bewohnern quasi hinterlegt wurden und von den körpereigenen Darmzotten (das sind Ausstülpungen der Darmwand) wie in einer Bibliothek aufbewahrt werden. Von dem Konzept, dass dieses Mikrobiom nur an den Verdauungsprozessen beteiligt ist, verabschiedet man sich langsam, obwohl die Vergärung von Nahrungsmitteln durch Hefepilze, die Aufspaltung von Eiweißen und von Zucker einen Hauptteil der Aufgaben der Mikroorganismen des Darmes darstellt.

Populärwissenschaftlich wird oft zwischen guten und bösen Mikroorganismen unterschieden. Das sind jedoch Kategorien, die die Natur nicht kennt, schon gar nicht ein Einzeller. Generell wollen alle nur eines: sich vermehren. Dieses Konzept ist gültig vom Einzeller bis zum Säugetier. Üblicherweise und unter Kontrolle des Immunsystems findet die Vermehrung der Untermieter des Darmes in einer einigermaßen friedlichen Koexistenz statt. Es sei denn, es werden „böse“ Keime aufgenommen, die für Durchfälle und andere Unannehmlichkeiten sorgen. Auch hier versucht die Darmpolizei via Immunzellen, das Gleichgewicht schnell wiederherzustellen.

Das friedliche Miteinander im Darm kann auch durch veränderte Wachstumsbedingungen gestört sein: Fehlernährung, wie zu viel Zucker oder Eiweiß, aber auch Erkrankungen, Diabetes und andere Stoffwechselerkrankungen sowie immunologische Fehlregulationen bringen Turbulenzen in das eingespielte Gleichgewicht.

Mit Blick auf das Mikrobiom des Darmes haben wir es noch mit zahlreichen Unbekannten zu tun. Du bist, was du isst, und „Entscheidungen aus dem Bauch heraus“ haben wahrscheinlich noch sehr viel mehr Wahres in sich, als wir bisher ahnen. Unser „zweites Gehirn“ spielt nicht nur aufgrund der Nähe eine entscheidende Rolle bei der Gesundheit in der Intimzone.

Vulva und Vagina

Das Mikrobiom der Vulva und der Vagina wird in den meisten Fällen als eine Einheit beschrieben. Es bleibt zu hoffen, dass hier zukünftig etwas genauer hingeschaut wird, und das nicht nur, weil die Vagina aus einem anderen Zellgewebe besteht. Betrachten wir den derzeitigen Wissensstand des vulvo-vaginalen Mikrobioms etwas genauer. Wir leuchten quasi mit der Lupe in die Intimzone hinein.

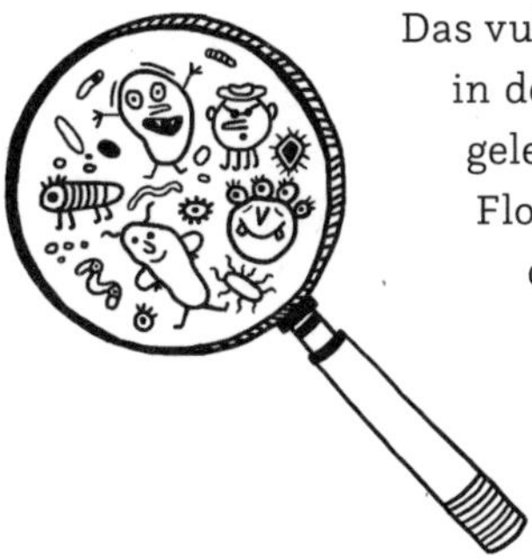

Das vulvo-vaginale Mikrobiom unterscheidet sich in der Zusammensetzung sehr stark vom nahe gelegenen Darmausgang. Die vulvo-vaginale Flora ist individuell wie ein Fingerabdruck und dabei über den Lebenszeitraum einer Frau sehr unterschiedlich; sogar innerhalb eines Fruchtbarkeitszyklus* ändert sich die Zusammensetzung.

In der fertilen (fruchtbaren) Lebensphase einer Frau ist das Mikrobiom entscheidend von Milchsäurebakterien, den sogenannten Lactobazillen, geprägt. Diese können aus Zucker Milchsäure herstellen.

* Menstruations- oder Fruchtbarkeitszyklus
Ich verwende im Buch nicht den Begriff Menstruationszyklus, sondern Fruchtbarkeits- = Fertilitätszyklus. Das handhabe ich auch in meiner Praxis so. Der Hintergrund liegt in der Neurolinguistik: An mich wenden sich oft Frauen mit Menstruationsbeschwerden, aber auch mit Fruchtbarkeitsproblemen. Der Begriff Menstruationszyklus legt den Schwerpunkt zu stark auf die Abblutung der Gebärmutterschleimhaut und das Ereignis Menstruation – nicht auf das, was während des Zyklus mit Eizellreifung, Eisprung und so weiter passiert. Wird nicht auf die Menstruation fokussiert, kann das einen Beitrag zu einem positiveren Erleben des gesamten Zyklus leisten.

Wenn du dich fragst, wo denn in der Intimzone Zucker herkommt: Dieser heißt Glykogen und kommt aus Zellen, die abgestorben und abgeschrubbt (abgeschilfert) und durch neue Zellen ersetzt werden. Ein wenig Glykogen wird auch von den Zellen produziert und in die Vagina abgegeben. Das durch die Lactobazillen produzierte saure Milieu ist für viele Mikroben ziemlich abtörnend und lebensfeindlich. In der Evolution hat sich das als Vorteil erwiesen.

EXPERT:INNENWISSEN

Chemiefabrik Milchsäurebakterien

Die verschiedenen Arten an Milchsäurebakterien haben viele faszinierende Eigenschaften: Sie benötigen keinen Sauerstoff, um ihren Stoffwechsel aufrechtzuerhalten. Bekommen sie aber Sauerstoff geliefert, machen sie hieraus Wasserstoffperoxid. Genau, das ist das Zeug, das beim Haarefärben benutzt wird – es wirkt nicht nur bleichend, sondern auch desinfizierend. Auch direkte Giftstoffe gegen andere Bakterien in Form von kleinsten Proteinen, sogenannte Bakteriozine, produzieren die Lactobazillen.

Damit noch immer nicht genug: Ein weiterer biologischer Kampfstoff, den Lactobazillen herstellen, sind Biotenside. Tenside sind häufig in Waschmitteln enthalten, um Flecken besser entfernen zu können. Nun geht es im vaginalen Mikrobiom nicht um Fleckenbeseitigung, aber die Lactobazillen machen sich den gleichen Effekt zunutze. Dank der Tenside können sich Öle und andere Stoffe nicht an Oberflächen binden, und das ist eben dann sehr hilfreich, wenn es darum geht, einen Biofilm zu vermeiden, in dem sich unliebsame Mitbewohner verstecken können.

Die Wissenschaft mag es üblicherweise strukturiert, von daher gibt es eine weltweit anerkannte Einteilung unterschiedlicher Mikrobiom-Typen, bei denen unterschiedliche Arten von Lactobazillen eine zentrale Rolle spielen. „Community State Types", kurz CST, sind nicht irgendwelche Regierungsbezirke in den USA, sondern der offizielle Name der Einteilung von vulvo-vaginalen Mikrobiomen von Frauen in der fruchtbaren Lebensphase.[5]

CST	**CST I**	**CST II**	**CST III**	**CST IV**	**CST V**
Hauptbewohner	*Lactobacillus crispatus*	*Lactobacillus gasseri*	*Lactobacillus iners*	kaum Lactobazillen, Hauptbewohner sind andere Bakterien (z. B. *Prevotella* oder *Dialister*)	*Lactobacillus jensenii*
Vorkommen in Prozent	ca. 26 %	ca. 6 %	ca. 34 %	ca. 27 %	ca. 5 %

Dabei stellt der Community-State-Typ IV die Dogmen unserer Zeit ein wenig auf den Kopf, und das immerhin bei rund 27 % aller Frauen. Generell wird davon ausgegangen, dass Lactobazillen für eine gesunde Intimflora notwendig sind, bei Frauen mit Mikrobiomen dieses Typs ist das allerdings nicht der Fall. Die derzeitigen Überlegungen gehen davon aus, dass andere Bakterienstämme die Produktion von Milchsäure übernehmen, denn auch bei dem CST IV ist der pH-Wert sauer. Welche das sind, muss uns die Wissenschaft erst noch beantworten.

AUSFLUG

Professor Döderlein und die Stäbchen

Durchs Mikroskop hat wahrscheinlich zuerst Herr Professor Döderlein die Lactobazillen gesehen und die längliche Bakterienart gleich ganz uneigennützig mit seinem Namen betitelt. Professor Albert Döderlein (1860–1941), ein deutscher Frauenarzt, hat 1892 einen Aufsatz über „Das Scheidensekret und seine Bedeutung für das Puerperalfieber" (Kindbettfieber) verfasst und darin auf die sogenannten Döderlein-Stäbchen hingewiesen.

Lactobazillen sehen sich alle ein wenig ähnlich. Es sind stabförmige Kleinlinge, und irgendwie hat auch viele Jahre nach Prof. Döderlein niemand mehr so genau nachgesehen. Sonst hätte festgestellt werden können, dass diese Döderlein-Stäbchen nicht die gleichen Lactobazillen wie aus dem Joghurt sind. Die vorangegangene Aufstellung der CST verdeutlicht das ebenfalls: In keinem der CST ist der *Lactobacillus acidophilus* vorherrschend – dieser ist aber der Hauptstamm aus dem Joghurt. Die Geschichte eines großen Missverständnisses. Nur weil alle Lactobazillen Milchsäure produzieren, heißt das nicht, dass alle sich im vulvo-vaginalen Milieu zu Hause fühlen. Zum Joghurttampon, welcher immer wieder in diversen Foren oder Büchern auftaucht, gibt es mehr Wissenswertes im Fach „Religion" (S. 80).

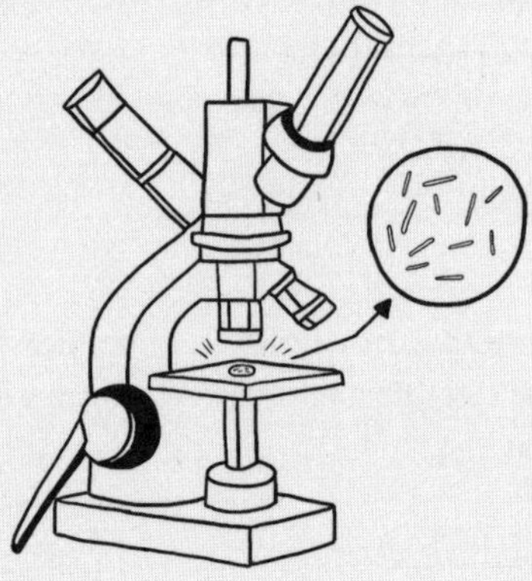

Hormone, Lebensphasen und die vulvo-vaginalen Mikrobiome

Bei der Darstellung der CSTs im vorherigen Abschnitt standen die Mikrobiome der Intimzone während der fruchtbaren Lebensphase im Mittelpunkt. Nun besteht ein Frauenleben natürlich aus weit mehr Phasen als der Zeit, in der eine Frau die Fähigkeit hat, sich fortzupflanzen. Da wären die Kindheit, die Perimenopause/Menopause und das Senium. In jeder dieser Phasen ändert sich auch die Besiedelung der Intimzone.

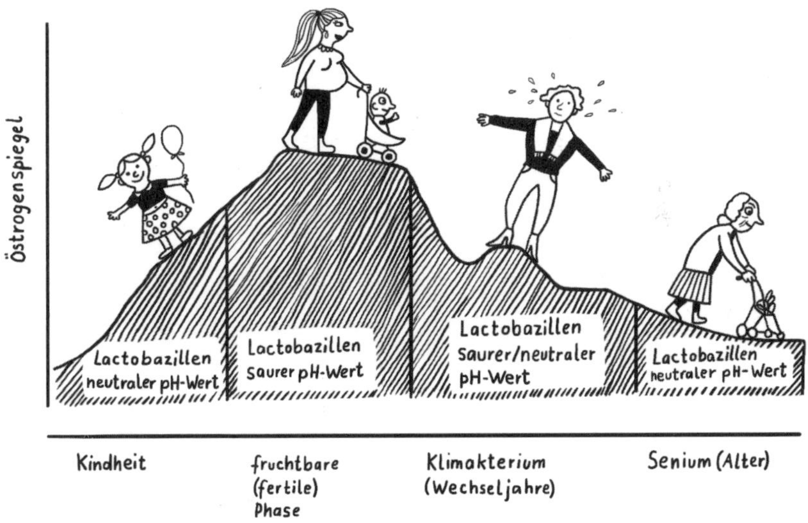

Frauen sind sehr wandelbare Geschöpfe. In Abhängigkeit von Lebensphase, Zyklusphase oder Schwangerschaft ändert sich auch das Mikrobiom der Intimzone.

Kindheit/ Vorpubertät	**Fruchtbare Phase**	**Perimenopause/ Menopause**	**Senium**
neutraler oder alkalischer pH-Wert	saurer pH-Wert	saurer bis neutraler pH-Wert	neutraler pH-Wert
große Vielfalt an unterschiedlichen Bakterien *(Actinomyces, Bifidus, Propioni, Bacteroide; Staphylococcus aureus/epidermidis)*	CST I, II, III, IV, V *(z. B. Lactobacillus crispatus, gasseri, jensenii)*, siehe auch Tabelle S. 33	Anzahl der Lactobazillen nimmt ab, *Lactobacillus gasseri* kann dominieren Vielfalt nimmt ab	sehr wenig unterschiedliche Bakterien, vorherrschend können *Gardnerella* und *Prevotella* sein
ab Präpubertät Besiedelung mit Lactobazillen	in der Schwangerschaft steigt die Dominanz der Lactobazillen normalerweise an		

Lebensphase: Neugeborene

Neugeborene Mädchen haben eine gute Versorgung mit Östrogenen (weibliche Hormone) der Mutter, die über die Plazenta in den Organismus gelangt sind. Hierdurch fühlen sich auch die Lactobazillen sehr wohl und siedeln im Intimbereich von neugeborenen Mädchen. Das wird auch als mütterliches Leihmilieu bezeichnet. Sind die mütterlichen Östrogene aufgebraucht, verabschieden sich die Lactobazillen für lange Zeit aus dem Bereich und machen Platz für ein ziemlich buntes Völkchen. Erste Forschungen belegen, dass die Zusammensetzung quasi von der Mutter ererbt wird.

Lebensphase: Präpubertät und Pubertät

Über die Häufigkeit von Blasen-, Vulva- und Vaginalentzündungen gibt es viele Untersuchungen aus allen Altersgruppen. Allerdings ist die Normalbesiedelung der Vagina von präpubertären Mädchen nur wenig erforscht. Das hat einen einfachen Grund, über den Menschen, die keine Studien durchführen, wahrscheinlich noch nie nachgedacht haben: Ein Abstrich aus der Vagina ist für kleine Mädchen keine angenehme Prozedur, im schlimmsten Fall kann sie sogar traumatisch sein.

Üblicherweise finden solche Untersuchungen im Rahmen von klinischen Studien statt, wenn beispielsweise ein chirurgischer Eingriff mit Narkose geplant ist. So gibt es einige an Untersuchungen der gesunden Intimflora von Mädchen, die sich einem Eingriff am Auge unterziehen mussten. Mit dem Einverständnis der Eltern wurden Vaginalabstriche in der für die Operation notwendigen Vollnarkose vorgenommen.

Der pH-Wert bei Mädchen vor der Pubertät ist nicht bzw. nur wenig sauer, Grund hierfür sind die fehlenden Lactobazillen. Diese lieben Östrogen. Das wird aber in den Eierstöcken noch nicht produziert. Das Östrogen lässt die vaginalen Zellen wachsen, die Vaginalschleimhaut wird dicker. Mehr Zellen in dem Gewebe bedeuten auch mehr abgestorbene Zellen durch die permanente Erneuerung der Zellen. Mehr abgestorbene Zellen bedeuten mehr Glykogen – die Leibspeise der Lactobazillen, welche sich freudig vermehren. Einfach und logisch.

Das Leihmilieu der Mutter aus der Neugeborenenphase ist längst aufgebraucht, und die Neubesiedelung mit den Milchsäureproduzenten lässt noch auf sich warten. Dafür herrscht ein buntes Durcheinander, eine wirkliche Dominanz von bestimmten Mikroorganismen kann man nicht feststellen. Allein die Tatsache, ob die Gruppen der Bewohner aerob (benötigen Sauerstoff zum Wachsen) oder anaerob (benötigen keinen Sauerstoff zum Wachsen) bevorzugen, kann ein Unterscheidungsmerkmal der vorhandenen Mikroorganismen darstellen. Allerdings gibt es auch Mikroorganismen, die beides können. Präpubertierende Mädchen gehören dem CST IV an. Das heißt, es sind kaum Lactobazillen vorhanden.

Erst mit der Pubertät steigt die Versorgung der Vulva- und Vaginalschleimhaut mit Östrogenen. Nun kommt es zur Wiederbesiedlung der Intimzone mit Lactobazillen. Auf welcher Grundlage Mutter Natur entscheidet, welchem CST eine heranwachsende Frau angehören wird, bleibt im Moment noch ihr Geheimnis.

Lebensphase: Reproduktion

Das komplexe Wechselspiel der Hormone – aus Östrogen der heranwachsenden Follikel im Eierstock, dem Gelbkörperhormon Progesteron und den übergeordneten Hormonen aus der Hirnanhangsdrüse (Hypophyse) FSH (follikelstimulierendes Hormon) und LH (luteinisierendes Hormon des Menstruationszyklus mit Eisprung) – soll hier nur kurz vorgestellt werden. Für die *Schlüpferakademie* interessiert primär das steile Auf und Ab der Hormone – eine Achterbahn, die in der Darstellung unten sehr gut ins Auge fällt.

Noch eine Anmerkung zu diesen Kurven, da diese in zahlreichen Veröffentlichungen verwendet werden. Die Kurven stellen ein ziemlich grob skizziertes, idealisiertes Modell dar. So als ob ein fünfjähriges Kind ein Haus malt. Das Grundprinzip ist zu erkennen, der Gegenstand als solcher auch, und die Kunst besteht im Weglassen. Die Wirklichkeit ist wesentlich komplizierter, es gibt viel mehr Hormone und Botenstoffe (das sind chemische Verbindungen, die z. B. Immunzellen anlocken können) sowie sogenannte Immunkaskaden, die in diesem Modell nicht vorkommen.

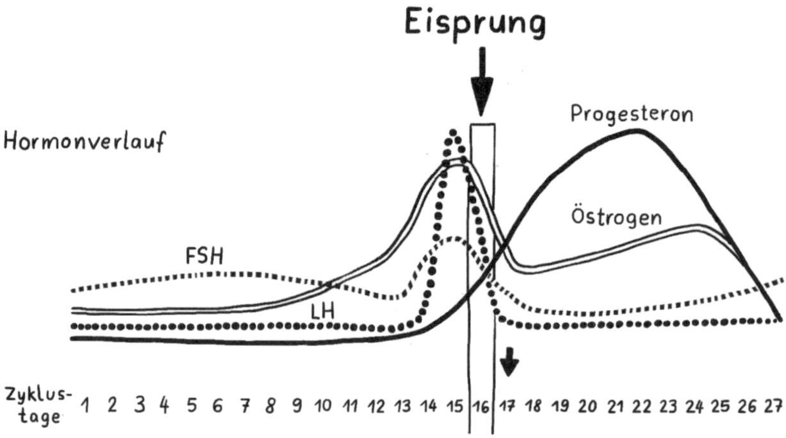

Für die vulvo-vaginalen Mikrobiome stellt das Auf und Ab der Hormone und Botenstoffe eine echte Herausforderung dar. Nehmen wir an, die Intimflora ist hauptsächlich vom Östrogen abhängig, zumindest gehen die meisten Modelle davon aus. Die Lactobazillen lieben das durch Östrogen aufgepumpte Vulvovaginalepithel, aber andere Mikroorganismen auch: allen voran der *Candida albicans*, ein Dauermieter in der Intimzonenflora. Leider macht er sich unter günstigen Bedingungen allzu breit. Wie ein WG-Mitbewohner, der mit seinen Kumpels ständig in der Küche rumhängt und die Nutzung blockiert. Es gibt noch einen Fakt, den Mr Candida und seine Verwandten mögen: Das ist Wärme. In der zweiten Zyklushälfte fährt die Körpertemperatur nach oben, getrieben durch das Gelbkörperhormon Progesteron. Das sind ideale Wachstumsbedingungen für den Intimpilz.

Wird frau in einem Fruchtbarkeitszyklus mit Eisprung nicht schwanger, fällt der Östrogenspiegel gegen Ende des Zyklus und vor der Periode rapide ab. Das geschieht streckenweise so plötzlich, dass die Lactobazillen sich quasi geschockt zurückziehen und erst mal über die neue Situation beraten.

Das Vulva- und Vaginalepithel ist zu diesem Zeitpunkt noch gut aufgepumpt. Daran gibt es eine Kehrseite: Versuch mal, prall aufgepumpte Luftballons, die in diesem Fall die Zellen des Vulva- und Vaginalepithels darstellen, in einen Karton zu stopfen. Dazwischen sind größere Lücken, als wenn die Ballons nur wenig aufgepumpt in die Kiste verfrachtet werden. Diese Lücken, nicht zwischen den Luftballons, sondern den Epithelzellen der Vagina, sind wiederum willkommene Einfallstore und Verstecke für Keime, die dort eigentlich nicht hingehören, sich aber nun gemütlich vermehren können.

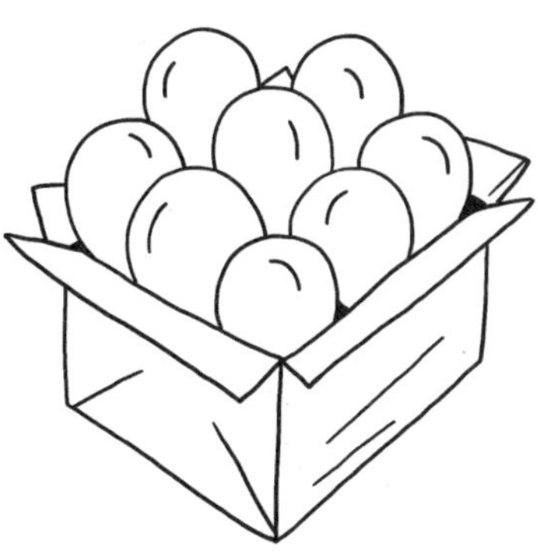

Lebensphase: Schwangerschaft – Geburt

In der Schwangerschaft leistet der weibliche Körper Schwerstarbeit. Dabei gibt es Mitarbeiter, denen an dieser Stelle gedankt werden muss: Neben den Hormondrüsen geht dieser Dank ausdrücklich an das Immunsystem. Gerade am Anfang einer Schwangerschaft ist es eine Herausforderung, den sich einnistenden zukünftigen Embryo nicht in vorauseilendem Gehorsam zu attackieren. Die Hälfte des Erbgutes stammt schließlich vom Erzeuger des kleinen Wunders und ist quasi fremd. Gierige Fresszellen müssen davon abgehalten werden, sich an den wenigen Zellen, die einmal ein Mensch werden sollen, zu laben. Das ist ein echtes Zauberstück, das die Natur sich hier hat einfallen lassen. Und ein Rest Magie bleibt, denn die Wissenschaft ist immer noch dabei, diesen Trick genau zu verstehen.

Die Ablenkungsmanöver des Immunsystems am Anfang einer Schwangerschaft haben einen Preis: Die Immunabwehr fährt runter, was wiederum Infekte, auch in der Intimzone, begünstigt.

Aber noch etwas passiert: Die Körpertemperatur bleibt oben und fällt nicht ab, und die Östrogenspiegel sind hoch. Das gefällt zwar den Lactobazillen, ist allerdings auch der ideale Nährboden für die Candidapilze. Vaginale Pilzinfektionen sind in der Frühschwangerschaft sehr häufig. Behandlungen mit synthetischen Antimykotika (Antipilzmittel) sollten nur lokal durchgeführt werden, zumindest in den ersten drei Monaten einer Schwangerschaft.

Idealerweise endet eine gewollte Schwangerschaft mit der Geburt eines Kindes und mit einem ziemlichen Kuddelmuddel auf hormoneller Ebene – alles zum Besten des Neugeborenen, nicht unbedingt der frischgebackenen Mutter, ihres Mikrobioms, ihres Immunsystems usw. Zusätzlich sind Geburtsverletzungen prima Eintrittspforten für Keime.

Lebensphase: Perimenopause, Menopause und Postmenopause

Die Menopause ist nicht plötzlich mit einem Paukenschlag da. Vielmehr ist damit ein Umstellungsprozess gemeint, der Jahre andauert. Daher heißt diese Phase auch Wechseljahre. Grund genug, an dieser Stelle einen kleinen Ausflug in die wundervolle Welt der Postmenopause zu unternehmen.

Das erste Anzeichen der Perimenopause ist, dass die Periode unregelmäßig wird. Wer regelmäßig mit einer normalen Abweichung von weniger als sieben Tagen menstruiert, ist nicht in der Perimenopause, auch wenn man die vierzig Jahre schon überschritten haben sollte.

Von der Perimenopause kann bei Unregelmäßigkeiten der Periode gesprochen werden, wenn die Abstände zwischen den Menstruationen – hier ist die Mehrzahl unbedingt zu beachten, denn einmal ist keinmal – mehr als sieben Tage betragen. Auch die Änderung der Blutungsstärke kann ein Hinweis sein. Wird das Uhrwerk der Fruchtbarkeitszyklen instabil, sofern es je bestanden hat, kann es zu stärkeren oder leichteren Monatsblutungen kommen.

Perimenopause			Postmenopause	Senium
Dauer	variabel	1–3 Jahre	1–3 Jahre	variabel
Menstruation	unregelmäßig (> 7 Tage Unterschied zwischen zwei Zyklen)	> 60 Tage blutungsfreie Intervalle (Amenorrhoe)	keine Menstruationsblutungen	
Hormone	FSH schwankt stark	FSH > 25 IU/l		
	Östrogenspiegel schwankend, auch Östrogendominanz möglich (fehlendes Progesteron durch Anovulation)	Östrogen niedrig		

Im weiteren Verlauf der Wechseljahre werden die Abstände zwischen den Menstruationsblutungen immer länger, sie können sechzig Tage und mehr betragen. Da der „Wechsel" keine Einbahnstraße ist, kann es zwischendurch auch immer mal wieder regelmäßige Menstruationen geben, auch kürzere Abstände sind nicht ungewöhnlich.

Das follikelstimulierende Hormon steigt mit der Zeit und höherem Lebensalter an und zeigt, dass der Körper wesentlich mehr zu tun hat, um die Eierstöcke zum Wachstum von Eizellen zu bewegen. Dann erfolgt irgendwann die letzte Menstruation – die Menopause. Der Begriff stammt aus dem Altgriechischen und bedeutet „letzte Blutung" – nicht Pause von irgendwas, es kommt ja nicht wieder. Leider wissen wir nur rückwirkend, dass es sich um die letzte Blutung gehandelt hat. Ein Jahr nach der letzten Blutung wird dann von der Postmenopause gesprochen.

Ich bevorzuge den Begriff Klimakterium, dieser beinhaltet die Gesamtheit der Umstellungsprozesse bei Verlassen des Reproduktionszyklus. Der Begriff Menopause bezieht sich einzig und allein auf die Menstruation.

Nachdem wir das nun grundsätzlich geklärt haben, wenden wir uns wieder dem Mikrobiom von Vulva und Vagina in dieser Lebensphase zu. In den Wechseljahren gibt es Phasen des östrogenen Überhangs oder Überschusses, hervorgerufen durch sogenannte Funktionszysten in den Eierstöcken. Das sind herangereifte Eier, bei denen es nicht zum Eisprung gekommen ist, die aber weiter Östrogen produzieren, bis sie erschöpft sind. Bei einem Überhang von Östrogen freut sich ganz besonders die Candida-Population: Pilzinfektionen häufen sich in der Perimenopause.

Insgesamt fällt der Östrogenspiegel in der Perimenopause über die Jahre (!) ab. Das ist wichtig: Es geht um einen Zeitraum von mehreren Jahren. Zu einem abrupten Stopp der Östrogenversorgung kann es durch eine Operation an den Eierstöcken oder durch Medikamente kommen, wie sie z. B. bei Brustkrebs eingesetzt werden. Sinkt die Zahl der weiblichen Hormone, freuen sich andere Keime auch darüber, dass die Haut im Intimbereich nicht mehr so gut mit Feuchtigkeit versorgt ist. Dabei handelt es sich jedoch nicht um eine Atrophie (Rückbildung) des Vaginalgewebes, diese kommt viel später, im sogenannten Senium. Die Zellen sind alle noch da, sie binden nur nicht mehr so gut Wasser.

EXPERT:INNENWISSEN

Hitzewallungen

Hitze ist nichts, was exklusiv für das Klimakterium ist. Solltest du eine pubertierende Tochter haben, weißt du wahrscheinlich, wovon ich rede. Mädchen in der Pubertät schwitzen stark, oft auch nachts. Ebenso sind viele Frauen von nächtlichen Schwitzattacken geplagt, bevor die Menstruation einsetzt. Auch während einer Schwangerschaft ist es gelegentlich sehr schön warm, vor allem am Anfang. Die Hitze, welche der weibliche Körper ausstrahlt, ist ein untrügliches Zeichen an paarungs- und fortpflanzungswillige Männchen. Es bedeutet: nicht fruchtbar.

Auch die Bezeichnung „heiße Braut" ist davon abgeleitet und meint eine Frau, mit der ein Mann Sex haben kann, ohne die „Sorge" zu haben, Nachwuchs zu zeugen. Die sensible Fähigkeit, Temperaturerhöhungen zu erfühlen, haben wir – vor allem aber die männlichen Vertreter – verloren. Wir nutzen ein Thermometer oder eine App, um das Signal des Körpers für einen erfolgten Eisprung einzufangen.

Natürlich können diese Hitzewallungen behandelt werden – mit Hormonen. Moderne hormonfreie Medikamente werden erforscht, und es gibt den großen Wissensschatz der pflanzlichen Medizin.

Hormone sind an vielen Stellen besser als ihr Ruf, keine Medikamentenklasse wurde in den letzten fünfzig Jahren so gut untersucht. Bei starken Beschwerden (wie sie aber bei den wenigsten Frauen im Klimakterium auftreten) ist die Einnahme für einen begrenzten Zeitraum sinnvoll (so viel wie nötig, so kurz wie möglich). Sie sind aber kein Allheilmittel oder gar ein vorbeugender Jungbrunnen, und sie haben Nebenwirkungen.

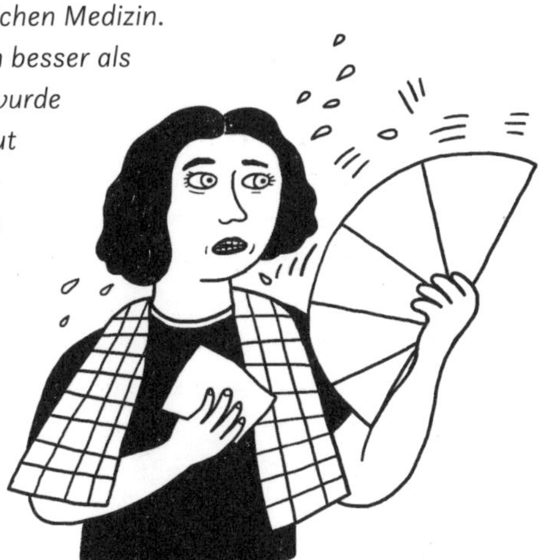

Um im vorherigen Bild der Luftballons zu bleiben: Diese sind ein wenig geschrumpft, und wie bei den zu stark aufgepumpten Zellen gibt es für Keime ausreichend Platz, Nischen zu finden und sich erst mal ungestört zu vermehren.

Neben dem Rückgang des Östrogens passiert allerdings noch mehr: Diverse Enzyme, die sich um den komplexen Stoffwechsel der Steroidhormone (hierzu gehören Östrogene, Progesteron, aber auch Cortisol und Testosteron) kümmern, beginnen zu ermüden. So erhöhen sich einerseits die androgenen (männlichen) Anteile der Hormone, das Damenbärtchen wächst. Andererseits versucht der Körper mittels Höchstleistungen, die Steroide (die Grundstruktur der Sexualhormone) im Körper zu halten: Damit er diese nicht über den Darm verliert, baut er Stoffe dran (der Fachbegriff ist „konjugieren"), um diese wertvollen Steroide aus dem Darm zurückholen zu können. Hierbei helfen Darmbakterien. Die Besiedlung des Darms, welche in der Lage ist, Östrogene zurückzuholen, nennt die Wissenschaft Östrobolom.

Die Tatsache, dass weniger weibliche Hormone im Körper zu Verfügung stehen, und die Reaktion des Körpers, diese aus dem Darm zurückzuholen, stressen viele der Bewohner des Darmes und der Vulva/Vaginalflora. Einigen Darmbakterienarten ist das zu viel: Sie ziehen mit Sack und Pack aus. Somit schwindet die Vielfalt. Es werden weniger Arten von Mikroorganismen im Darm und in der Intimzone beobachtet. Das wiederum hat Konsequenzen für das Immunsystem, welches sich ebenfalls an die neue Situation anpassen muss.

Der Zustand des Immunsystems während des Klimakteriums kann am besten mit Langeweile umschrieben werden. Die fehlenden Aufgaben, unter den unterschiedlichen Mikroben zu vermitteln und zu regulieren, können andererseits überschießende Reaktionen des Immunsystems zur Folge haben. Dies können plötzliche Allergien oder Autoimmunerkrankungen sein, die vorher nie auftraten.

Zusammen mit der „neuen" Darmflora reagiert der Körper nun eventuell ganz anders auf Lebensmittel. Darmentzündung und Nahrungsmittelunverträglichkeiten wie auf Gluten oder Laktose sind häufige Begleiterscheinungen der Wechseljahre. Die Umstellungen des Immunsystems lassen unter Umständen andere wohlbehütete Mikromitbewohner des Körpers ausbüchsen: Ausbruchschampions sind dabei die Herpesviren-Populationen. Nicht wenige Frauen bekommen Herpesbläschen, auch im Intimbereich, oder eine Gürtelrose während der Turbulenzen der Perimenopause.

Nun die gute Nachricht: All das reguliert sich wieder. Die schlechte Nachricht: leider manchmal nicht zum Besseren.

Es hat sich im komplexen Verständnis des Klimakteriums jede Menge getan – mitnichten wird der fallende Östrogenspiegel in den Mittelpunkt der Forschungen gestellt, anders als in den letzten Jahrzehnten des vergangenen Jahrtausends. Vielmehr wird innerhalb dieses natürlichen Prozesses untersucht, was die Auswirkungen sind, so auch auf das Mikrobiom des Darmes und der Intimzone. Sollten diese Befindlichkeitsstörungen hervorrufen, konzentriert sich der heutige Ansatz auf die Behebung der Beschwerden und nicht auf die Wiederherstellung eines künstlichen Hormonumfeldes.

Lebensphase: Senium

Vom Senium spricht die Medizin ab einem Alter vom siebzig Jahren aufwärts. Jetzt kommt es in der Tat zu atrophischen Veränderungen – zum Zellabbau des Gewebes in der Blase, Harnröhre, Vulva und Vagina. Das haben Frauen nicht exklusiv – es betrifft beide Geschlechter gleichermaßen. Zum ersten Mal nach der Lebensspanne im Anschluss an die Neugeborenenphase gleicht sich die Frequenz der Entzündungen der Harnwege zwischen den Geschlechtern an, vaginale Infekte treten mit einer geringen Wahrscheinlichkeit auf.

Die Versorgung des weiblichen Körpers mit Hormonen wie Östrogen ist gen null gegangen – ähnlich den Spiegeln in der Kindheit. Dennoch unterscheidet sich die Besiedlung durch das Mikrobiom. Herrschte in der Kindheit ein fast unüberschaubares Durcheinander, ist nun das Gegenteil der Fall. Nur wenige Spezies verbleiben. Der pH-Wert der Vulva ist weiterhin gestiegen, bewegt sich im fast neutralen Bereich. Infektionen werden mehrheitlich von „normalen“ Hautkeimen hervorgerufen, und zwar dann, wenn es zu Rissen des Vulva- und Vaginalepithels kommt. Das Gewebe ist brüchig geworden und benötigt intensive Pflege, um die Geschmeidigkeit zu erhalten. Intimpflegeprodukte sollten spätestens ab siebzig Jahren zur täglichen Routine gehören.

>>> KURZ UND KNAPP <<<

Alle Regionen des menschlichen Körpers werden von Mikroorganismen, hauptsächlich Bakterien, besiedelt. Unterschiedliche Regionen – Darm, Vulva, Vagina – haben eine unterschiedliche Zusammensetzung an Mikroorganismen. Diese werden Mikrobiome genannt. Die Mikrobiome sind sehr individuell.

Das Mikrobiom der Intimzone ist abhängig von Hormonen. Einerseits gibt es Unterschiede in den jeweiligen Lebensphasen (Kindheit, Fruchtbarkeitsphase, Klimakterium und Alter), andererseits auch innerhalb eines Fruchtbarkeitszyklus.

Verschiedene Lactobazillen, die die Fähigkeit besitzen, aus abgestorbenen Zellen Milchsäure zu produzieren, werden mit einer gesunden vulvovaginalen Flora in Zusammenhang gebracht. Eine Besiedelung der Intimzone mit Lactobazillen und anderen Keimen erfolgt in der Regel vom Darm aus.

BIOLOGIE

SEX, HYGIENE UND ERNÄHRUNG

Es gibt wohl kaum ein umfangreicheres Fach als Biologie. Die Kunde (lateinisch: *logos*) des Lebens (lateinisch: *bios*) umfasst per Definition alles, was lebt, und damit auch, wie es sich fortpflanzt und am Leben erhält.

In der *Schlüpferakademie* geht es im Fach Biologie um die Sexualkunde und den Einfluss auf die vulvo-vaginale Gesundheit. Wichtig in diesem Zusammenhang ist die Hygiene – Grund genug also, näher auf die Dos and Don'ts der Intimhygiene allgemein, im Wandel der Zeiten, aber auch während der Menstruation einzugehen.

Nicht zuletzt spielt auch die Ernährung eine große Rolle. Solltest du bisher die Vorstellung gehabt haben, dass du mit deiner Ernährung nur für dich sorgst, so wird dieser Abschnitt wohl einige Überraschungen bereithalten. Denn auch für deine Mikrobiome ist es nicht ganz unerheblich, was du isst und trinkst oder einatmest.

Sexualkunde

Sex ist nicht nur die schönste Nebensache der Welt und dient primär der Fortpflanzung, für die Intimzone ist er auch ein ganz „schöner Akt". Wobei die Doppeldeutigkeit dieser Aussage durchaus gewollt ist. Die Paarung von Säugetieren soll einerseits genussvoll sein, andererseits im besten Falle auch zu Nachkommenschaft führen. Es kommt zu intensivem Austausch von Körperflüssigkeiten, nicht nur Sperma. Hierbei gibt es zahlreiche Mechanismen, die sich in der Evolution als sehr sinnvoll erwiesen haben:

Wenn der Paarungsakt für Frauen genussvoll ist, kommt es zur Produktion von Vaginalsekret, damit verbessert sich die Gleitfähigkeit. Das gebildete Vaginalsekret hat dann einen höheren pH-Wert als das saure Milieu der Vagina. Es ist eher basisch. Das Vaginalsekret ist einerseits eine Schwimmhilfe für die Spermien, andererseits löst der hohe pH-

Wert (basisch) die sogenannte Säurestarre der Spermien auf. Die Säurestarre verhinderte, dass die Energiereserven der Spermien zu früh für das Wettschwimmen zur Eizelle verbraucht werden. Aus den genannten Gründen ist bei Kinderwunsch ein erfüllter Sexualverkehr mit Orgasmus ein dicker Pluspunkt. Die Spermien erhalten Starthilfe durch das Vaginalsekret, und die ausgelösten Kontraktionen von Vagina und Gebärmutter beim Orgasmus unterstützen zusätzlich beim Schwimmen.

EXPERT:INNENWISSEN

Säurestarre

Dass Säure die Spermien stoppt, ist schon sehr lange bekannt. Unsere Ur(ur)-großmütter verwendeten deshalb Essigspülungen, um Schwangerschaften unwahrscheinlicher zu machen. Es gibt auch Überlieferungen, dass beispielsweise Zitronenhälften als Pessare genutzt wurden. Angeblich hat Casanova diese Methode „erfunden".[6] *Die Wirksamkeit könnte ungefähr den heute üblichen Spermiziden (das sind Substanzen, die Spermien abtöten) entsprochen haben, die bei etwa 70 % gesehen wird.*

Mit der plötzlichen Änderung des pH-Wertes durch das Vaginalsekret beim Sexualverkehr verschiebt sich auch die Vulva- und Vaginalflora. Die Lactobazillen brauchen eine Weile, um die Verschiebung wieder aufzuholen und den pH-Wert auszugleichen.

Durch die Reibung bei vaginalem Verkehr sind eventuell kleine Verletzungen entstanden. Kam noch Oralverkehr hinzu, sind zahlreiche bakterielle Neuzugänge im Intimzonenmilieu zu beobachten, denn das Mikrobiom der Mundhöhle hat Mitbewohner, die üblicherweise nicht im Mikrobiom der Intimzone heimisch sind.

Diese Gemengelage hat eine leichte Entzündungsreaktion in der Intimzone zur Folge. Das Immunsystem ist im Alarmzustand, um die natürliche Ordnung im vaginalen Mikrobiom wiederherzustellen.

Spätestens nach mehrfacher Wiederholung des Aktes können Reibung, Anhebung des pH-Wertes und Aktivierung der Immunzellen für ein leichtes Brennen sorgen, zumindest aber für ein unangenehmes Gefühl. Dieses mindert die Lust auf weiteren Geschlechtsverkehr und ist unter Umständen verantwortlich für eine vermehrte Frequenz des Urinierens.

Dieser Vorgang ist ein natürlicher Lustkiller, der sich in der Evolution bewährt hat. Mit jedem vaginalen Geschlechtsakt steigt das Risiko einer Infektion. Infektionen können einer eingetretenen Schwangerschaft schaden. Also war es evolutionär betrachtet von Vorteil, die Frau mit Pinkeln zu beschäftigen und damit das Bedürfnis auf weitere Begattungen zu senken. Und du dachtest die sogenannte Honeymoon-Zystitis (S. 137) sei nur dein Problem?

Hygiene

Infektionen in der Intimzone haben selten etwas mit mangelnder Hygiene zu tun (siehe „Religion“, S. 80). Durchforstet man das Internet, wird regelmäßig vor Vaginalspülungen gewarnt. Wahrscheinlich hast du noch nie selbst eine vollständige Vaginalspülung durchgeführt. Saure Vaginalspülungen mit Essig waren eine der Haupthygienemaßnahmen unserer Ur(ur)großmütter und sind es in vielen Teilen der Welt noch immer.

AUSFLUG

Die Mutterspritze

Früher sollte mehr Sauberkeit sein: „Keine Frau wird sich einbilden, sie könne ihre Zähne nur durch Abwaschen des Mundes, ohne Gebrauch einer Zahnbürste reinigen; dennoch sind die Zähne von dem äußeren Lippenrande kaum 2 Centimeter entfernt, während die inneren Geburtstheile von dem Ausgang bis 20 Centimeter entfernt im Körper liegen. Und auf diese weite Strecke soll äußeres Abwaschen helfen, soll sogar dieses gerade zur nothwendigsten Zeit [damit ist die Menstruation gemeint] unterlassen werden, soll der Gebrauch der Spritze und des Sitzbades nicht nöthig sein zur Reinlichkeit?“[7]

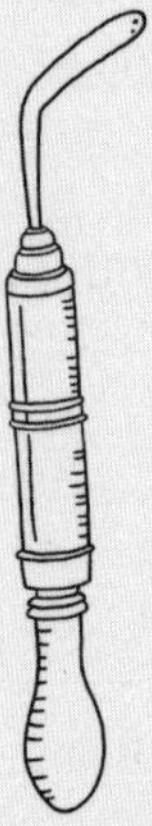

Die sogenannte Mutterspritze ist tatsächlich eine Art große Spritze mit einer gebogenen Spitze, wie dies in der Abbildung zu erkennen ist. Befüllt wurde die Mutterspritze mit sauren Lösungen, z. B. Essigwasser. Sie wurde in die Vagina eingeführt, und es wurde munter drauflosgespült. Auch das Bidet wurde ursprünglich als Vaginaldusche entwickelt. Die üblichen Spülungen sorgten nicht nur für Sauberkeit, sondern sie sollten auch Schwangerschaften verhindern.

„Frauenduschen“ waren keine Seltenheit, ihr Gebrauch war so üblich wie Zähneputzen. Noch 1928 erhielt die Glockenbrause „Sahanoris“ – ein Frauenspülapparat – ein Ehrendiplom bei einer Wiesbadener Ausstellung von Medizinprodukten. Heute warnen nahezu alle Mediziner:innen vor Spülungen, die gerade bei Vaginalpilzen die Flora der Vagina zerstören würden. (Anmerkung: Diese ist bereits zerstört, wenn es zu einem Vaginalpilz gekommen ist.)

Neben dem Spülen wurde gedampft. Vielleicht hast du schon mal Jan Vermeers *Dienstmagd mit Milchkrug* gesehen? Vermeer, ein berühmter niederländischer Maler des Barock, hat eine junge Frau mit weißer Haube und blauer Schürze in Öl festgehalten – mit toller Lichtstimmung, denn sie steht am Fenster und gießt Milch aus einer Kanne in eine Schale. Nun wusste Vermeer nicht so recht, was er mit dem Hintergrund anfangen sollte. Mehrmals übermalte er ihn. In seiner Endfassung steht dort ein Holzkästchen mit Löchern an der Oberseite, darin befindet sich eine große Tasse. Was du da siehst, ist ein Dampfhocker. Mit diesem haben unsere Vorfahrinnen regelmäßig gedampft. Sie gaben heißes Wasser mit Kräutern in die Tasse, lüfteten die Rockschöße und hockten sich über den wohltuenden Dampf. Durch diesen stieg nicht nur angenehme Wärme in Richtung Intimzone, die gelösten ätherischen Öle aus den Kräutern sorgten für Abhilfe bei Unterleibsbeschwerden wie Menstruationskrämpfen oder auch bei Entzündungen. Frauen wussten schon immer sehr genau, was ihnen guttut. Bis heute gehört der Steam in vielen Ländern zur normalen Körperpflege.

In mitteleuropäischen Gefilden wird wahrscheinlich hauptsächlich geduscht und für die Reinigung der Genitalien hoffentlich keine Seife (die ist alkalisch) verwendet, sondern ein seifenfreies Produkt. Problematisch wird es bei Vollbädern, vor allem jenen mit viel Schaum. Diese seifigen Zusätze machen dem Säureschutz der Vulva und Vagina ziemlich zu schaffen, die feuchte Wärme ist bei Vaginalpilzen ziemlich beliebt.

Sowohl übertriebene als auch nachlässige Genitalhygiene zerstört die physiologische (= normale) Vaginalflora und leistet Genital- und Harnwegsinfektionen Vorschub. Um Schmierinfektionen zu vermeiden, IMMER von vorn (Harnröhre) nach hinten (Anus) reinigen. Das kann eigentlich nicht oft genug wiederholt werden.

Konservierungsmittel und Duftstoffe, wie sie in einigen feuchten Toilettentüchern, Feuchttüchern für Babys und Intimsprays enthalten sind, können die Haut irritieren und für allergische Reaktionen sorgen. Auch Reibung reizt die Haut. Eng anliegende Kleidung, Unterwäsche aus Kunstfasern, Slipeinlagen mit Kunststofffolie sowie Nylonstrumpfhosen sorgen für einen Wärme- und Feuchtigkeitsstau im Genitalmilieu. Trag lieber Naturfasern, die man bei 60 °C waschen kann.

EXPERT:INNENWISSEN

Yoni-Steaming

Von zahlreichen Urvölkern ist bekannt, dass es Dampf- oder Räucheranwendungen für die Intimzone gab. Diese waren Bestandteil der normalen Körperhygiene oder wurden in rituelle Handlungen integriert. Auch im medizinischen Kontext sind Dampfbäder keinesfalls eine neue Erfindung: Zahlreiche Anwendungen des Leibstuhls sind bei Sebastian Kneipp beschrieben.

Der Begriff Yoni stammt aus dem Sanskrit und bedeutet „Ursprung“, in der tantrischen Tradition meint er die Gesamtheit der weiblichen Geschlechtsorgane, das Frausein im Allgemeinen. Es werden Bedampfungen der Intimzone beschrieben, die in das Konzept der Chakren (Energiebereiche des Körpers) eingebettet werden. Der Hygieneakt eines Dampfbades der Intimzone erfährt so einen esoterischen Überbau. Hiermit wird eine rationale Anwendung mystisch verklärt, was dem medizinischen Nutzen der Dampfbäder eher schadet.

Die Amerikanerin Keli Garza brachte das Steaming erst kürzlich einem breiten, vor allem jüngeren Publikum näher. Mit ihrem Institut Steamychick sorgt sie für mediale Publicity und eine Kommerzialisierung, die als Wiederentdeckung gefeiert wird. V-Steam oder Yoni-Steam schwappt als Modeerscheinung aus den USA wieder nach Europa. Generell ist diese „Wiederentdeckung“ zu begrüßen, ohne die Mystifizierung könnte jedoch eine sachlichere Diskussion über die Wirkung geführt werden. Mehr Wissenswertes zum Dampfen findest du im „Praktikum“ (S. 121).

Last but not least: die Menstruationshygiene. Kommen wir nun zu Binden, Tampons und anderen Helferchen.

Derzeit gibt es Trends wie Menstruationsunterwäsche, wiederverwendbare Vorlagen oder auch Menstruationstassen, den Hauptmarkt halten jedoch Produkte, die Flüssigkeit schnell vom Körper wegleiten und einschließen. Das wird leider mittels Plastikoberflächen und Auslaufschutz mit kompletter Folie bewerkstelligt.

Für die Mehrzahl der aeroben Intimzonenmikroorganismen, also diejenigen, die Luft benötigen, ist das, als ob sie sich eine Plastiktüte über den Kopf stülpen und versuchen, dadurch Luft zu bekommen. Geht natürlich schlecht. Entsprechend können diese Mikroorganismen ihre Arbeit nur eingeschränkt verrichten.

Auch die bahnbrechende Methode des Tampons sorgt potenziell für eine unvorteilhafte Vermehrung von Bakterien. Etwa 1930 kam in den USA der *Tampax®* – ein Tampon mit schicklicher Einführhilfe – auf den Markt. In Deutschland dauerte es noch bis 1947, bis der *o. b.®* (Abkürzung von „ohne Binde“) in Produktion ging. Die Methode des Tamponierens war nicht ganz neu. Tamponaden wurden allerdings seinerzeit genutzt, um einen Wirkstoff in die Vagina zu bringen, nicht um den Blutfluss aufzusaugen.

Vom toxischem Schocksyndrom (TSS) bei der Verwendung von Tampons hast du sicher schon einmal gehört? Das Risiko ist gering, und seitdem die superabsorbierenden Materialien der 1980er-Jahre ersetzt wurden, tritt es wesentlich seltener auf. Nichtsdestotrotz müssen Tampons regelmäßig gewechselt werden (etwa alle vier bis acht Stunden), denn die bakterielle Besiedlung nach mehreren Stunden ist nicht zu unterschätzen. In Verbindung mit Blutabbauprodukten entwickelt der Tampon nicht nur einen sehr unangenehmen Geruch – auch mikrobiologisch sind Tampons eine Spielwiese, leider nicht ausschließlich für nützliche Mikroorganismen.

Es gibt ein weiteres Tabu, und zwar die Verwendung außerhalb der Menstruation. Tampons saugen Flüssigkeiten auf, welche, ist ihnen relativ egal. Ist nicht genügend Menstruationsblut vorhanden, wird Vaginalsekret aufgenommen und mit ihm auch Lactobazillen. Tampons in Minigrößen, die quasi an Tagen schützen sollen, an denen nur noch sehr wenig Blut zum Aufsaugen zu erwarten ist, sind aus Marketingperspektive sicherlich vielversprechend, für die Vaginalgesundheit sind sie es eher nicht. Sofern sich der Blutfluss verringert hat, sind Vorlagen die bessere Variante.

EXPERT:INNENWISSEN

Slipeinlage und Intimtemperatur

Eine kleine Studie untersuchte den Einfluss verschiedener Produkte auf die Haut der Vulva. So wurden deren Temperatur, Oberflächenfeuchtigkeit und pH-Wert gemessen. Die Ergebnisse zeigen, dass übliche Slipeinlagen mit nicht atmungsaktiver Rückseite (Plastik) das Mikroklima verändern. Die Hauttemperatur lag durchschnittlich um 1,5 °C höher, der mittlere pH-Wert an der Außenfläche der großen Schamlippe stieg um 0,5. Die Hautfeuchtigkeit war signifikant erhöht im Vergleich zu Frauen, die keine oder eine atmungsaktive Einlage trugen. Das alles begünstigt das Wachstum von Vaginalpilzen & Co.

Ernährungswissenschaft

Während Tiere ganz selbstverständlich fressen, was ihnen guttut, hat der Mensch hieraus eine Wissenschaft gemacht. Sehr zur Freude der Lebensmittelindustrie. Prozessierte Speisen sind in industrialisierten Ländern mittlerweile Hauptbestandteil der Kost. Leider ist das viel zu schnell für die Evolutionsbiologie: Innerhalb von fünfzig Jahren kann sich der menschliche Körper nicht anpassen.

Galt früher Hunger als Zeichen der Armut, so ist es heute die Fettleibigkeit (Adipositas). Gute Ernährung ist nicht nur eine Einstellungsfrage: Man muss sie sich leisten können, finanziell und zeitlich. Darüber hinaus ist eine hervorragende Impulskontrolle nötig, denn mit Blick auf den Einsatz von Zucker und anderen Suchtstoffen ist die Industrie sehr erfinderisch.

Nur was ist gute Ernährung überhaupt? Was sollte in welcher Zusammensetzung auf den Teller kommen? In regelmäßigen Abständen trenden unterschiedliche Diätvarianten, mal wird auf das eine, dann wieder auf das andere verzichtet, mal muss man zu bestimmten Zeiten essen, dann wieder je nach Typ usw. Viele von uns kennen und durchschauen das, und trotzdem sind wir schnell gefangen in dieser Maschinerie. Es werden freiwillig Unsummen für Detox-Shakes hingeblättert.

AUSFLUG

Detox in früheren Zeiten

Detox ist keine neue Erfindung. Schau dich in den Religionen um – von Fastenzeit bis Ramadan sind Phasen des Verzichtes keine neuzeitliche Erfindung. Was bei unseren steinzeitlichen Vorfahren der Normalfall war – Phasen, in denen ein Mangel an Nahrungsmitteln herrschte –, wurde schon früh als nützlich erkannt und in religiöser Weise interpretiert. Gegen eine „Entgiftung“ ist medizinisch nichts einzuwenden, generell funktionieren alle Detox-Maßnahmen, von der sogenannten Entschlackung bis hin zur Blutreinigung.

Bei pflanzlichen Detox-Kuren werden harntreibende (Brennnessel, Ackerschachtelhalm), leberflussfördernde (Mariendistel, Erdrauchkraut) in Kombination mit abführenden Pflanzen (Sennesblätter, Faulbaumrinde) eingesetzt, abgeschmeckt mit Melisse und Minze. Der Erfolg der „Entgiftung“ wird häufig am Maß der Ausscheidung bemessen – bei massivem Wasserverlust zeigt auch die Waage sofort weniger an. Die Medizinhistorikerin Ruth Goodman beschreibt in einem ihrer fantastischen Videos über viktorianische Apotheken, dass in England im frühen 19. Jahrhundert fast alle Rezepturen, die in Apotheken zubereitet wurden, abführende Bestandteile enthielten. Das hatte primär nichts mit Medizin und Heilung zu tun, lediglich damit, den Patienten von der Wirksamkeit zu überzeugen, frei nach dem Motto: „Je größer der Schiss, umso wirksamer die Medizin.“

Dabei ist die Formel tatsächlich sehr einfach: Wird weniger verbrannt als aufgenommen, wird der Rest gespeichert (Energieerhaltungssatz). Unsere Fettspeicher sind effizienter als jede Teslabatterie.

Da die Intimzone im Mittelpunkt steht, fragst du dich jetzt vielleicht, was dein Essen mit deiner Intimgesundheit zu tun hat? Tatsächlich gibt es viele unterschiedliche Faktoren, die über die Nahrungsaufnahme direkten Einfluss darauf nehmen.

Recht simpel ist dieser Sachverhalt: Lässt die Nahrung den Urin sauer werden, ja oder nein? Wichtig ist hierbei zu verstehen, dass die Abbauprodukte der Nahrung gemeint sind, welche ausgeschieden werden, und nicht, ob du gerade in eine Zitrone gebissen hast. Die Gleichung „Schmeckt sauer, wirkt sauer" geht in der Realität nicht auf.

Nicht nur sprichwörtlich ist „sauer werden" kein wünschenswerter Zustand. Eine Übersäuerung, also ein niedriger pH-Wert, kann krank machen. Die Frage aus medizinischer Sicht ist dann nur, welcher Teil des Körpers übersäuert ist. Liegt im Blut eine permanente Senkung des pH-Wertes vor, spricht man von einer latenten Azidose, zumeist hervorgerufen durch einen Sauerstoffmangel. Dein Körper versucht, den pH-Wert des Blutes, allen voran in den kleinsten Blutgefäßen, den Kapillaren, so konstant wie möglich zu halten. Dafür hat er unterschiedliche Pufferlösungen und verschiedene Mechanismen zur Verfügung. Ein Mechanismus, um Säure aus dem Körper zu schaffen, ist die Ausscheidung über den Urin.

Damit sind wir dann auch beim Zusammenhang zwischen Wohlbefinden untenrum und Leckereien oben rein: Werden zu viele Säurebildner genascht – leider gehören ausgerechnet Süßigkeiten auch dazu –, wird der Urin sehr sauer, und das bekommt der Blase nicht. Das trifft dann häufig Frauen mittleren Alters, bei denen das Gewebe der Blase sehr stark auf die Säure reagiert. Eine gereizte Blasenwand macht sich schmerzhaft bemerkbar.

Das allerwichtigste Lebensmittel, ohne das wir nur ein paar Minuten überleben könnten, ist übrigens der Sauerstoff: lange sitzen in schlecht belüfteten Räumen und häufige Blasenschmerzen? Klingt erst mal schräg, tatsächlich ist der Zusammenhang aber rasch hergestellt. In geschlossenen Räumen steigt der Kohlendioxidgehalt der Luft an, zumindest wenn viele Menschen auf einmal in diesem Raum sind und alle regelmäßig ein- und ausatmen. Der Sauerstoffgehalt bleibt mehr oder weniger konstant. Das Kohlendioxid wird mit eingeatmet und kann zu einer Übersäuerung des Körpers führen. Also raus an die frische Luft, und das ohne den „Latte to go“ (Milch und Kaffee sind ebenso unrühmliche Kandidaten auf der Liste der Säurebildner).

Ein weiterer wichtiger Faktor bei der Ursachenforschung des Zusammenspiels von Ernährung und intimem Wohlbefinden ist wiederum die Nahrung für die Untermieter – für das Mikrobiom. Milchsauer vergorene Nahrung stellte mindestens bis zur Mitte des letzten Jahrhunderts den Hauptbestandteil der fleischlosen Kost im Winter hierzulande dar.

Das Schimpfwort „the Krauts“ kam nicht von ungefähr, war das Sauerkraut doch des Deutschen Kimchi. Zu Unrecht verschwand es mehr und mehr vom Speiseplan. Dabei gibt es gesunde Varianten ohne Speck und Eisbein, Sauerkrautsaft ist allerdings nur etwas für wirklich hartgesottene Personen. Die darin enthaltene Milchsäure ist jedoch das Fitnessfood für deine Darm-WG, zumindest für die Untermieter, die du gern bei dir haben möchtest.

Interessanterweise entsteht Milchsäure auch bei sportlicher Betätigung. Auf den ersten Blick passt das alles nicht so wirklich zusammen: auf der einen Seite basische Lebensmittel, auf der anderen Seite Milchsäure. Tut es natürlich doch, allerdings in einer Balance – wie auf einer Waage.

Nun zum Genussgift Nummer eins, einer Droge, die wir ohne schlechtes Gewissen schon unseren Kindern geben: dem Zucker! Nicht nur wir Körperbesitzer:innen lieben das energiehaltige Zeug, das sofort einen ordentlichen Kick verschafft, auch unsere Mitbewohner, die Hefepilze. Die gedeihen nämlich prächtig, wenn es sehr süß zugeht, nicht nur bei Menschen mit Diabetes. Eine Patientin erzählte mir mal, dass sie Jahre brauchte, um den Zusammenhang zwischen ihrem Cocktail-Verzehr und dem Vaginalpilz zu erkennen. Sie gab die Schuld immer ihren Liebhabern. Erst mit steigendem Alter stellte sie fest, dass die Hefen nach Abenden in der Bar sich auch ohne Schäferstündchen auszubreiten pflegten.

EXPERT:INNENWISSEN

Nahrungsergänzungsmittel (NEM)

Ob Pillen, Tropfen oder Pülverchen, das Business mit der „gesunden Ernährung" oder auch „functional food" boomt. Der Werbung können wir kaum entgehen, und irgendwie, irgendwann überlegen wir vielleicht, ob es nicht doch notwendig wäre, zusätzlich Vitamine, Spurenelemente oder essenzielle Fettsäuren zusätzlich einzunehmen. Meine klare Antwort hierzu lautet: JEIN!

Du bist gesund, ernährst dich ausgewogen, bist viel an der frischen Luft, benutzt nicht sofort Sonnenbrille und Sonnenschutzfaktor 50, sobald sich die Sonne am Himmel zeigt, du nimmst keine Medikamente und hast keine Beschwerden – wunderbar! Gesundheit ist kein vorübergehender Zustand, sondern der Normalfall, auch wenn die Hersteller diverser Produkte dir vielleicht etwas anderes einreden wollen. Pillen und Pülverchen sind jedenfalls nicht dazu nötig, die Gesundheit zu erhalten.

Sollte das eine oder andere doch nicht auf dich zutreffen, sind Vitamingaben eventuell wichtig. Vitamin D im Winter sollte sich mittlerweile herumgesprochen haben. Interessant übrigens, dass der Lebertran einfach verschwand, war er doch ein sehr ursprünglicher Vitamin-D-Lieferant, vor allem in lichtarmen Gegenden des Nordens. Schon die Wikinger bedienten sich der aus Leber von Fischen gewonnenen Flüssigkeit, um Rachitis (Vitamin D) und Nachtblindheit (Vitamin A) vorzubeugen – ohne natürlich diese Vitamine zu kennen.

Frauen, die regelmäßig Medikamente einnehmen, können durchaus die eine oder andere Zusatzdosis an Vitaminen gebrauchen. Z. B. sind Kontrazeptiva (die „Pille") weitverbreitete Vitaminräuber. Bei regelmäßiger Einnahme entsteht ein erhöhter Bedarf an Vitamin B12, Magnesium, Zink und Selen. Hier muss allerdings nicht zu hoch dosierten Spezialprodukten gegriffen werden. Entscheide dich für ein Produkt, dessen Vitamingehalt für ALLE Vitamine bei ungefähr 100 % liegt – das muss keineswegs das Präparat sein, das in der Trefferliste deiner WWW-Suchanfrage ganz weit oben gelandet ist. Mehr als 100 % der täglich empfohlenen Dosis ist vor allem im Vitamin-B-Bereich nicht nötig. Vitamine der Gruppe B sind wasserlöslich und werden über die Niere ausgespült. Eine zu hohe Aufnahme produziert nur teuren Urin.

>>> KURZ UND KNAPP <<<

Die Biologie der Fortpflanzung ist auf die Entstehung und den Erhalt einer Schwangerschaft optimiert. Dafür kreiert Mutter Natur auch gewisse Unannehmlichkeiten, um nach möglicher erfolgreicher Befruchtung einer Eizelle die Schwangerschaft zu schützen, denn jeder Sexualkontakt ist eine potenzielle Infektionsquelle und damit eine Gefahr für die Schwangerschaft. Zu diesen Unannehmlichkeiten kann auch eine Reizung der Harnblase (bis hin zu einer Honeymoon-Zystitis) gehören.

Die richtige Intimhygiene ist ein wichtiger Baustein der Gesundheit in der Intimzone. Es gibt große historische Unterschiede. Während heutzutage mehr vor dem Zuviel gewarnt wird, waren vaginale Reinigungen in den letzten Jahrhunderten regelmäßiger Bestandteil der täglichen Hygiene. Hierzu zählten tägliche Dampfbäder der Intimzone. Vaginalspülungen mit Essigwasser und anderen sauren Substanzen waren bis ins letzte Jahrhundert noch weitverbreitete Maßnahmen, die auch zur Verhütung eingesetzt wurden. Die Menstruationshygiene hat sich stark gewandelt, von natürlichen Materialien zu luftundurchlässigen, absorbierenden Materialien, das stellt für das Mikrobiom der Intimzone eine ziemliche Belastung dar.

Unsere Nahrung steht in engem Zusammenhang mit der Intimgesundheit, um das Gleichgewicht des sauren Milieus zu wahren und die richtigen Nährstoffe für das Mikrobiom der Intimzone bereitzuhalten. Fundamentale Änderungen in der Ernährung, beispielsweise die seltenere Verwendung von milchsauren Lebensmitteln in unseren Breiten, können die vulvo-vaginale Flora negativ beeinflussen und unter Umständen Infektionen begünstigen.

KUNST

SCHAMHAARMODE

Nach so viel geballtem naturwissenschaftlichem Stoff tut ein Päuschen der kreativen Art sehr gut – obwohl sich in diesem Fachbereich mehr mikrobiologisches Wissen summiert, als du eventuell denkst.

Die künstlerische Kreativität im Intimbereich ist schon fast Kulturgut. Evolutionsbiologisch hat das „Schamhaar" die Funktion, Geschlechtsreife anzuzeigen. Das Konzept stammt also gewissermaßen aus den Zeiten, als der *Homo sapiens* noch ohne Klamotten auf Erden herumturnte und es ergo ein sehr nützliches Zeichen war. Das war und ist aber längst noch nicht alles: Die zumeist kräuseligen Haare mildern die Reibung im Intimbereich und schaffen durch die große Oberfläche ein Luftpolster, das wärmt. Außerdem wird dadurch Urin abgeleitet, und schädliche Keime werden ferngehalten. Haar ist ein guter Duftträger, in dem sich die Pheromone, die sexuellen Lockstoffe, gut festsetzen können. Gegen diese nützlichen Eigenschaften steht die Mode und das, was als reizvoll und schick gilt. Der Busch ist es derzeit jedenfalls nicht.

Im Prinzip ist gegen eine Rasur oder Haarentfernung in der Bikinizone nichts einzuwenden. Neben der Komplettrasur – oder je nach Vorliebe dem Waxing – gibt es zahllose Varianten, die Haare nach Lust und Laune auf und neben dem Venushügel zu stylen. Die im Handel erhältlichen Enthaarungscremes sind indes mit Vorsicht zu verwenden, da reizende Stoffe enthalten sein können, die Haut und Mikrobewohner durcheinanderbringen können. Manche Frauen haben eine angeborene Neigung zu einwachsenden Haaren. Wer dazu neigt, sollte nicht rasieren, sondern wachsen oder lasern, sonst kann es zu sogenannten Follikulitiden – entzündeten Haarbälgen – kommen.

Triff eine Entscheidung für die Haare am inneren Rand der großen Schamlippen: Hier ist das Prinzip des „alles oder nichts" das Beste. Zurückgestutzte Schamhaare piken in die empfindliche Haut der inneren Schamlippen, und so kommt es zu kleinen Verletzungen und zur Keimverschleppung – dann nützt die schönste Frisur nichts. Diese Frisur kriegt unter Umständen nur die Klobrille zu Gesicht.

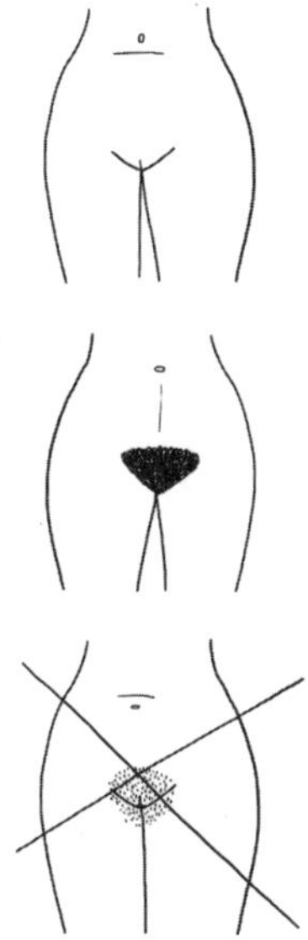

Bei der Intimfrisur solltest du besonders großen Wert auf die Hygiene legen. Der Einmalrasierer trägt seinen Namen nicht umsonst und gehört nach der Verwendung in den Müll, bevor die Keime einen Evolutionssprung erleben und mit der Besitzerin nicht nur in den organischen, sondern auch in den intellektuellen Austausch treten können. Außerdem ist eine stumpfe Klinge dem Rasierbrand zuträglich.

Ähnlich wie mit der Intimfrisur verhält es sich mit Schmuck im Intimbereich. Das können Intimpiercings oder Sexspielzeuge sein. Wieder frei nach dem Motto: „Macht, was ihr wollt", ABER: Auf jeder dieser Oberflächen wohnen kleinste Erdenbewohner. Nicht jedem davon wollt ihr ein Zuhause bieten. Außerdem solltest du dir bewusst machen, dass diese Fremdkörper sehr gern mal Allergien auslösen können. Sollte es anfangen zu jucken, sofort raus damit!

>>> KURZ UND KNAPP <<<

Schamhaare verhindern eine zu starke Reibung, wirken wärmend, leiten Flüssigkeit vom Intimbereich weg und sind Duftverstärker für Pheromone. Viele dieser natürlichen Funktionen werden heutzutage nicht benötigt oder sind störend. Werden die Schamhaare geschnitten oder entfernt, sind Hygieneregeln (z. B. frischer Rasierer, geeignete Pflegeprodukte) zu beachten, um Infektionen zu vermeiden. Ebenso können kleine Verletzungen durch gekürzte Haare zu Reizungen und Entzündungen der Intimzone führen.

AUSFLUG

Die Schamhaarmode über die Jahrhunderte

Schon aus der ägyptischen Hochkultur sind Rezepturen aus Harzen und Pech bekannt, um Körperbehaarung zu entfernen. Um eine Rasur durchzuführen, wurden beispielsweise geschliffene Steine oder Muscheln genutzt. Die vollständige Intimrasur gehörte ebenso dazu, wie sich die Augenbrauen abzurasieren. Inwieweit diese Praktiken einem Jugendkult geschuldet waren oder pragmatische Gründe hatten, ist nicht überliefert. Zu den pragmatischen Gründen könnte die Erkenntnis „keine Haare, kein Ungeziefer" beigetragen haben.[8]

Durch Kunstobjekte wie Vasen ist bekannt, dass im antiken Griechenland und im antiken Rom ebenfalls haarlose Intimbereiche – für beide Geschlechter – als schick galten. Um die lästige Haarpracht loszuwerden, wurden arsenhaltige „Pflegemittel" verwendet.

Bis ins späte 18. Jahrhundert werden die nackten Damen der Kunstgeschichte mit haarloser Intimzone dargestellt. Allerdings sollte ein wenig Vorsicht bei der Verallgemeinerung dieses Schönheitsideals gelten: Ob die Bürgerinnen und Bäuerinnen ebenfalls rasiert waren, lässt sich daraus nicht zwingend ableiten.

In Religionen wie dem Islam oder Judentum galt die Entfernung der Körperbehaarung als reinlich und als religiöse Pflicht. Der hygienische Aspekt wird dabei eine große Rolle gespielt haben, manche Autor:innen machen auch die Wasserknappheit in Wüstenregionen für die Entwicklung dieser Mode verantwortlich – Haar zu waschen, benötigte Wasser.

In den goldenen 1920er-Jahren war eine haarlose Intimzone außerordentlich modisch. Während der NS-Zeit galt die Intimrasur als verpönt; die deutsche Mutter sollte ungestutztes Schamhaar haben. Ähnlich unfrisiert gefiel es auch den Hippies: Natürlichkeit war das Gebot der Stunde. Allerdings pfiffen viele Naturvölker auf diese Natürlichkeit: Rasuren der Körperbehaarung waren an der Tagesordnung – ein Befall mit Läusen und anderen saugenden Insekten kann dadurch verhindert werden, was der Ursprung dieser Tradition gewesen sein wird.

GESCHICHTE

UNTERWÄSCHE IM WANDEL DER ZEIT

Hier sind wir nun in der Unterwäscheabteilung angekommen – bei dem Schlüpfer und damit jenem Ding, das der Akademie den Namen gab.

Wusstest du, dass die Unterhose, der „Liebestöter", die Reizwäsche, wie die Damenwäsche auch genannt wird, erst seit relativ kurzer Zeit unser täglicher Begleiter ist? Ohne Unterhose liefen die Frauen bis in die 1830er-Jahre herum. Üblich war nur ein Unterhemd.

Die ersten Brunzhosen, wie das Beinkleid der Damen bezeichnet wurde, sorgten für guten Luftzug zwischen den Beinen, denn der Schritt war offen. Was zunächst seltsam klingt, hatte den Vorteil, einfacher Wasser lassen zu können, ohne umständlich die Brunzhose unter den Rockschößen herunterzuzerren. Die Monatshygiene, befestigt an einem separaten Gurt, konnte einfacher gewechselt werden.

Wäsche war für das Bürgertum und Adlige. Für die normale Bevölkerung waren derartige Modeartikel lange nicht erschwinglich. Die aus Leinentuch gefertigten Schlüpfer dürften heutigem Tragekomfort nicht genügt haben. Noch kratziger als das Leinen sind wohl nur die selbst gestrickten Nierenwärmer gewesen, zahlreiche Strickanleitungen kursierten in Druckartikeln.

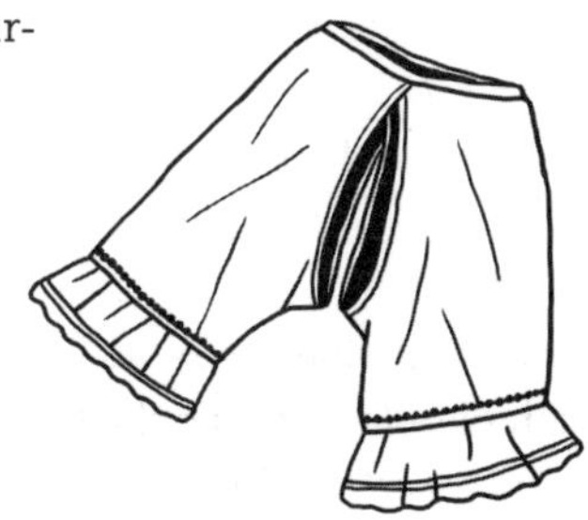

Die Leinenunterwäsche konnte gut ausgekocht und gesäubert werden. Findige Frauen kamen schnell auf die Idee, das neue Accessoire auch als Halterung für die Menstruationshygiene zu verwenden.

Brigitta Hochfelden beschreibt im *Buch der Wäsche*[9] nicht nur Schnittmuster für den Schlüpfer, sondern auch „Wäschestücke für besondere Zeiten". In diese wurde eine Befestigung für Leinenbinden eingearbeitet. Die Prototypen waren aber immer noch zwischen den Beinen geöffnet, die Einlagen kamen nur während der besonderen Zeit zum Einsatz.

AUSFLUG

Menstruationshygiene

Bis zur Erfindung der Schlüpfer wurde die Menstruationshygiene gebunden, und daher kommt auch der Begriff der Binde. An einen Leibgurt wurden Wäschestücke aus saugfähigem Material zwischen die Beine gebunden. Als saugfähige Materialien kamen Stoffstücke, aber auch Moose und Schwämme zum Einsatz. Das Ganze wirkte dann wie ein Halfter: ein Gürtel um die Taille, daran Wäschestücke befestigt und zwischen den Beinen durchgeführt. Frauenärztinnen wie Anna Fischer-Dückelmann empfahlen selbst genähte Binden und gaben die Schnittmuster gleich an ihre Patientinnen weiter, so etwa zu finden in ihrem Buch *Die Frau als Hausärztin* von 1901.

Als um 1900 in den USA die ersten Binden aus Zellulose aufkamen, monierten Mediziner:innen bereits die hohen Kosten für diese Monatshygiene. In Deutschland hat es bis sage und schreibe 2020 gedauert, dass die Luxussteuer auf Tampons und andere Menstruationshygiene endlich entfiel. Seitdem zahlen wir statt 19 % nur noch 7 % Mehrwertsteuer auf Periodenprodukte, in manchen Ländern werden gar keine Steuern erhoben.

Überhaupt gibt es quer durch die Jahrhunderte sehr viele Patente, die Frauen halten, wenn es um Produkte zur Menstruationshygiene geht. 1937 entwickelte Leona Chalmers einen Cup – eine Menstruationstasse aus hartem Gummi, den Vorläufer der heutigen Artikel. Den Tampon hat wiederum ein männlicher Kollege patentiert – der US-amerikanische Arzt Earle Haas im Jahr 1931. Nach Deutschland kam der Tampon – besagter o. b.® (ohne Binde) – durch das Zutun von Carl Hahn 1947 nach der Lektüre einer amerikanischen Zeitschrift, in welcher er eine Werbeanzeige gelesen hatte.

Je mehr Frauen den heimischen Herd verließen, umso wichtiger wurden zuverlässige Produkte, die Menstruationsflüssigkeit aufsaugen konnten – eine Fabrikarbeiterin konnte beispielsweise nicht nach Belieben die Toilette benutzen, um Binden zu wechseln. Einen anderen Grund für die Notwendigkeit der Entwicklung besserer saugender Materialien stellten die immer empfindlicheren Materialien der Schlüpfer dar. Der Schutz, von dem in der Werbung stets die Rede ist, schützt die Wäsche vor Verschmutzung. Die Intimzone schützen die Menstruationsprodukte nicht. Übrigens: Die Flügelchen an den Hygienevorlagen gibt es seit den 1980er-Jahren.

Schnell wurde das Beinkleid ein Modeartikel. Für emanzipierte Frauen war die Hemdhose, nach heutigen Maßstäben ein kurzer Jumpsuit, in den 1920er-Jahren regelrechte Popkultur. In den 1930ern kam ein neuer Tragekomfort auf. Das Beinkleid wurde nicht mehr mit Bändern geschnürt, sondern von einem Gummizug in Position gehalten.

Es dauerte nicht lang, und Kunstseide und andere Synthetik wurde der Hit der Unterwäschemode – egal ob Nylon (Westdeutschland) oder Dederon (Ostdeutschland), der Fortschritt war nicht aufzuhalten. Vorbei war es nun mit dem Auskochen der Wäsche für untenrum. Auch die Handwäsche wurde unmodern, dafür sorgte die Verbreitung der Waschmaschinen in den 1950er-Jahren. Die Waschzettel der Unterwäsche empfehlen seither selten mehr 40 °C.

Die Kehrseite: Solch niedrige Temperaturen überstehen so einige Keime, die mit der Intimzone nicht so engen Kontakt haben sollten. Aber auch Bewohner wie *Candida albicans* lachen über diese Reinigung und freuen sich auf ein Wiedersehen mit den Kumpels nach der vermeintlichen Wäsche.

Die heutige Unterwäsche soll entweder nicht auffallen oder gerade aufreizend sein. Der Stringtanga ist dabei nicht nur eines der überflüssigsten Kleidungsstücke – weniger Stoff geht nicht mehr –, er fördert auch den multikulturellen Austausch der lokalen Bewohner: vom After bis zur Harnröhre. Stoffe aus Polyester und Co. liegen wundervoll am Körper an, sodass sich diese möglichst nicht unter der Oberbekleidung abzeichnen.

Alle diese Eigenschaften gehen zulasten der Belüftung deiner Intimzone – deine Mitbewohner, vor allem die einigermaßen nützlichen, wissen diesen Tragekomfort nicht wirklich zu schätzen, diverse Mitstreiter deines Mikrobioms japsen unter dem Sauerstoffmangel.

Die Frauenmode hat seit dem letzten Jahrhundert noch eins draufgesetzt – Hosen! Waren diese bis ins 18. Jahrhundert verpönt, wurde dieses Kleidungsstück danach als Zeichen der Emanzipation gefeiert. Auch in der Intimzone knallten die Sektkorken, allerdings oft nicht von jenen Mitbewohnern, die dir wirklich hilfreich sind.

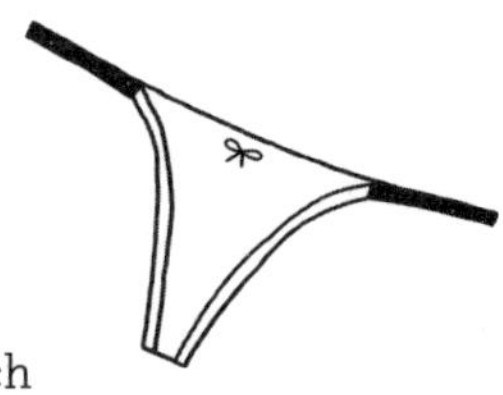

>>> KURZ UND KNAPP <<<

Die Unterwäsche und die Menstruationshygiene hat sich in den letzten 150 Jahren sehr stark verändert. Synthetische Stoffe haben weitestgehend die kochbaren Materialien der Schlüpfer verdrängt und können selbst nach einer Wäsche für eine Wiederinfektion des Intimbereichs sorgen. Zu enge Unterwäsche bzw. Tangas können durch ihre Form eine Durchmischung der Mikrobiome begünstigen, und so können beispielsweise Darmkeime leichter in Vagina und Blase eindringen. Untenrum mal ohne freut die nützlichen Bakterien der Intimzone.

CHEMIE

MEDIKAMENTE

Im Grundkurs Chemie geht es um die konservativen Behandlungsmethoden. Damit gemeint sind die klassischen, leitlinienkonformen Behandlungsmethoden. Konservativ bedeutet in keinem Fall schlecht: Die Therapien sind sehr gut erprobt, wirksam und sicher. Bei der Heilung von Infektionen setzt die konservative Medizin auf Antis aller Art: Antibiotika, Antimykotika usw.

Leider gibt es nur mäßig gute Neuigkeiten für die Entwicklung von neuen Therapien: Es wird viel zu wenig getan für neue „Antis". Die kleinen Plagegeister von Bakterien, Viren und Pilzen sind zwar äußerst clever und tüfteln immer wieder neue Mechanismen aus, um der Chemiekeule zu entkommen und Resistenzen aufzubauen. Folglich sind beständig neue Medikamente unabdingbar. Lukrativ und monetär fruchtbar ist diese Entwicklung für die Forschung aber in der Regel nicht.

Die „ANTIs"

Anti heißt gegen. Die Vorsilbe bezeichnet mit dem Zusatz, wogegen diese wirken. Dieser Abschnitt beschäftigt sich mit den ANTIbiotika (Mittel gegen Bakterien), ANTImykotika (Mittel gegen Pilze) und ANTIseptika (Mittel gegen alle möglichen Keime).

ANTIbiotika

Antibiotika wirken gegen Bakterien. Je nachdem, ob die Antibiotika in den Stoffwechsel der Bakterien eingreifen, deren Schutzhülle zerstören oder den Mikroben die Nahrung entziehen, werden diese in unterschiedliche Klassen eingeteilt.

Infektionen an verschiedenen Organen, so bei den Blasenentzündungen, werden sehr häufig durch gleiche Erreger hervorgerufen. Es ist aufgrund einfacher Wahrscheinlichkeit daher möglich, auch ohne langes Grübeln erst mal gegen „die üblichen Verdächtigen" zu behandeln.

AUSFLUG

Die Wiederentdeckung des Penicillins

Als Entdecker des Penicillins – des Antibiotikums des letzten Jahrhunderts – gilt Alexander Fleming. Die Legende besagt, dass er ungewaschene Petrischalen mit Staphylokokken vor seinem Urlaub im Labor vergessen hatte, davon war eine umgekippt. Gleichzeitig gab es wohl noch eine andere Sauerei, eventuell eine Kaffeetasse, eine angebissene Stulle, Genaueres ist nicht überliefert. Zumindest hatte sich Schimmel gebildet. Dort, wo der Schimmelpilz wucherte, waren keine Bakterienteppiche gewachsen.

Ich habe viel Verständnis für den Spruch: „Ordnung ist für kleine Geister, das Genie beherrscht das Chaos" – vor allem beim Blick in die Zimmer meiner Teenager. Aber was bitte war das für ein Labor? Ich frage mich ernsthaft, was Herr Fleming eigentlich an den Staphylokokken erforschen wollte – „erfunden" hat er das Penicillin jedenfalls nicht.

In Schriften aus dem alten Ägypten (um 1780 v. Chr.) wurden Rezepturen erläutert, wie eiternde Wunden mit schimmeligem Brot zu behandeln seien. Wohlgemerkt sind das erhaltene und bekannte Schriften – auch die Ägypter haben das nicht entdeckt, nur aufgeschrieben. Wenn man so will, ist Alexander Fleming also der Kolumbus des Penicillins. Kolumbus meinte ja schließlich auch, dass er Indien entdeckt habe.

Spannenderweise beruhen Forschungen im Bereich der ANTIs oft nicht auf Laborarbeit. 1966 fand Sebastian Hernandez Fernandez beispielsweise sehr wenig Bakterien in einer Bodenprobe des Montgó-Massivs in Spanien. Klingt banal? Mitnichten. Bakterien, Pilze und andere Mikroorganismen sind die Urformen des Lebens. Alle heute auf der Erde befindlichen Lebensformen haben Mechanismen entwickelt, um sich in ihrem Lebensraum gegen andere Spezies zu behaupten. Konkurrenz um diesen führt zu den unterschiedlichsten Abwehrtechniken, Giftstoffe für Konkurrenten sind ein beliebtes Prinzip. Sind in einer Bodenprobe äußerst wenig Bakterien, ist es sehr wahrscheinlich, dass irgendein anderer Organismus diese abtötet.

Aus der von Fernandez analysierten Bodenprobe mit dem „Giftpilz", der die Bakterien darin abtötete, wurde ein neues Antibiotikum entwickelt, und zwar ein sehr breit anwendbares gegen Blaseninfekte – der Schimmelpilz Fosfomycin war die Basis dafür.

Vor allem dann, wenn die eingesetzten Medikamente relativ überschaubare Nebenwirkungen haben. Leider führt das immer öfter zu Antibiotikaresistenzen.

Nach den Kinderärzt:innen bilden die Urolog:innen die zweite Fachgruppe, welche am häufigsten Antibiotika verschreiben. Die Anwendungen reichen von einer Einmaldosis bis hin zu Dauertherapien und mittlerweile sogar vorbeugender Gabe – beispielsweise bei der Honeymoon-Zystitis. In allen anderen Fachbereichen der Medizin ist eine vorbeugende Gabe eher ein No-Go.

Bei den Blaseninfektionen erfolgt die Gabe von Antibiotika in den allermeisten Fällen durch Tabletten oder Kapseln. Zäpfchen, Salben und Vaginaltabletten mit Antibiotika werden bei Vulva-/Vaginalinfekten eingesetzt. Viele davon sind auch frei verkäuflich. Bedarf gibt es bei der Häufigkeit von Infektionen der Intimzone reichlich.

Hier kommt ein dickes Ausrufezeichen! Starke Unterleibsschmerzen, erhöhte Temperatur oder Fieber gehören nicht in den Bereich der Selbstbehandlung, sondern du solltest sofort das Fachpersonal deines Vertrauens aufsuchen. Es wird sich aller Wahrscheinlichkeit nach um eine aufsteigende Infektion handeln. Diese MUSS zügig behandelt werden, unter Umständen auch im Krankenhaus und mit Infusionen von Antibiotika. Zu hoch ist das Risiko, dass durch aufsteigende Infektionen Verklebungen der Eileiter entstehen und bei jungen Frauen die natürliche Fruchtbarkeit massiv geschädigt wird.

EXPERT:INNENWISSEN

Wie wirken Antibiotika?

Die größte Gruppe der zurzeit eingesetzten Antibiotika sind die ß-Lactam-Antibiotika (das sind die, über die Herr Fleming in seinem Labor gestolpert ist). Alle diese Antibiotika enthalten einen ß-Lactam-Ring in ihrem Molekül. Der Wirkmechanismus ist simpel: Bakterien sind Einzeller, so was wie ein Rucksacktourist, der quasi eine selbstständige Einheit ist. Der Touri ist in einer unwirklichen Gegend unterwegs, hat alles dabei, auch ein Zelt. Das Zelt ist bei einigen Bakterien die Zellwand. Die ß-Lactame blockieren die Herstellung von Zellwänden, indem sie den Produktionsprozess stören oder unmöglich machen, bestehende Zelte (Zellwände) werden nicht mehr repariert. Ohne oder mit kaputtem Zelt hält der einzellige Rucksacktourist nicht lange durch. Zu dieser Gruppe der Antibiotika, die ursprünglich den Pilzen zugeordnet wurden, gehören beispielsweise Penicilline und Cephalosporine.

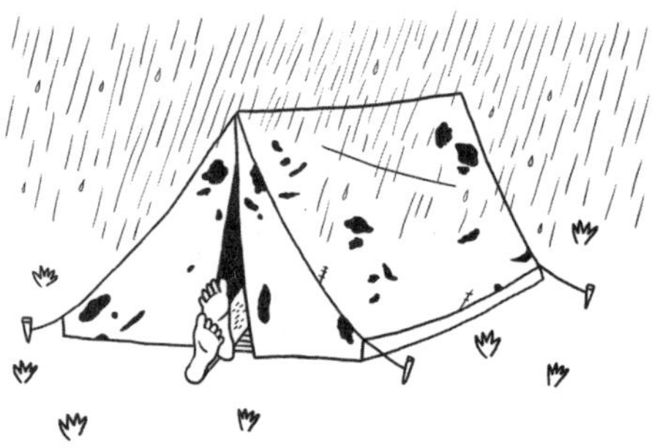

Einige Bakterien schützen sich dadurch, dass sie ß-Lactamase zerstören können. Das gelingt immer häufiger, und diese Bakterien sind oder werden resistent. Da beginnt eine Art chemisches Wettrüsten: Zu den ß-Lactam-Antibiotika können Substanzen zugesetzt werden, die diese ß-Lactamase-Hemmer wiederum hemmen, also ein Hemmer des Hemmers sind.

Ein anderer häufig genutzter Unterschied zwischen Bakterien und dem Wirt ist der Folsäurestoffwechsel. Bekanntermaßen können Menschen Folsäure nicht selbst herstellen, Bakterien sind durchaus in der Lage, das zu tun. Folsäure ist nicht irgendein Stoff, sondern er wird benötigt, um DNS (Erbsubstanz des Zellkerns) zu vervielfältigen – ohne neue Erbsubstanz keine neuen „Babybakterien". Zu den Antibiotika dieser Gruppe gehören die Sulfonamide und Trimethoprim bzw. die Kombination aus beiden, das Cotrimoxazol.

Folsäure ist in der Schwangerschaft für die Entwicklung des Embryos sehr wichtig. Antibiotika mit dieser Wirkung sollten in der Schwangerschaft nicht eingesetzt werden oder nur unter sehr sorgfältiger Risiko-Nutzen-Abwägung.

Wieder andere Antibiotika sind in der Lage, die Herstellung von Eiweißen in den Bakterien zu unterbinden. Eiweiße werden benötigt, um neue Babybakterien zu bauen oder diese zu füttern. Auch wenn ich glaube, dass das Wissen um die Proteinsynthese und zelluläre Vorgänge in der Herstellung dieser Substanzen in der Bevölkerung mittlerweile gut verankert ist, führt das an der Stelle zu weit.

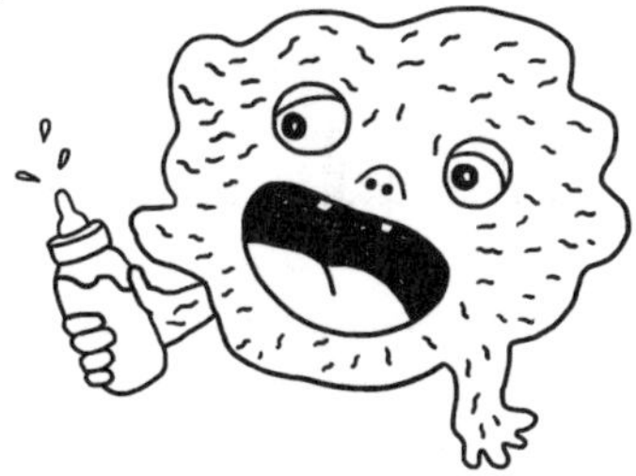

Nur kurz: Es gibt sogenannte Mykoplasmen, eine spezielle Form von Bakterien. Die gemeine Chlamydie gehört dazu. Diese unangenehme Spezies hält sich innerhalb von Wirtszellen auf und hat keine eigene Zellwand. Der oben beschriebene Mechanismus, wie die Durchlöcherung einer Zellwand, kann nicht zum Erfolg führen, wenn der ungewollte Gast innerhalb der Körperzelle Verstecken spielt. Um die in den Zellen befindlichen Mykoplasmen zu bekämpfen, wird durch die eingesetzten Antibiotika die Versorgungslage der Bakterien unterbunden. Die Produktionsstätten der Mykoplasmen-Eiweiße werden boykottiert. Wirkstoffe mit der Endung -zykline und -mycine gehören in diese Wirkstoffklasse. Doxycyclin und Clarithromycin sind dir vielleicht ein Begriff.

Nun zu den Antibiotika, die mir sehr unsympathisch sind. Sie stören den Verpackungsmechanismus der DNS. Diese ist sehr lang und muss ordentlich aufgerollt und verdrillt werden, um in den Zellkern zu passen. Diesen Job übernimmt in der Zelle ein Enzym mit dem Namen Gyrase. Dieses Enzym würde ich gern gelegentlich im Großformat um mich herum haben, wenn Lichterketten von Weihnachten wieder verpackt werden müssen, Gartenschläuche oder Verlängerungskabel ordentlich aufgerollt werden sollen. Sogenannte Gyrasehemmer (Substanzen dieser Klasse enden zumeist auf -oxacin wie Ciprofloxacin) lenken die Gyrase ab. Die DNA wird nicht ordentlich aufgerollt und passt nicht mehr in den Zellkern, wie die Lichterkette, bei der man sich regelmäßig fragt, wie dieses Ding jemals in den Schuhkarton gepasst haben soll. Während wir uns darüber ärgern, eine Ersatzverpackung suchen, geht das beim Einzeller nicht – der geht zugrunde.

ANTImykotika

Mykosen sind keine abgewandelte Schreibweise von Mykonos, sondern lateinisch für „Pilzinfektionen". Solltest du in einer Apotheke im Ausland mit radebrechendem Englisch nach einem Mittel gegen „vaginal mushrooms" fragen, wird dies dem Apotheker ein dickes Grinsen entlocken. Im Englischen wird der Begriff *fungus* verwendet.

Im Gegensatz zu den bakteriellen Vaginosen, die sehr häufig von seltsamen Gerüchen begleitet sind, krümeln und jucken Mykosen zumeist. Eine Übersicht hierzu findest du im Kapitel „Kleine Schleimkunde", S. 156.

EXPERT:INNENWISSEN

Candida albicans

Bei Pilzinfektionen in der Intimzone handelt es sich in der Regel um Hefen, allen voran der Candida albicans. *Der „Soorpilz" ist nur fakultativ pathogen. Das heißt, er ist regelmäßig beim Menschen auf der Haut und den Schleimhäuten zu finden. Schwierig wird es dann, wenn das Zusammenspiel zwischen vorhandenen Bakterien, Pilzen und Immunzellen nicht reibungsfrei funktioniert. Dann wächst der Candida in warmen Körperzonen übermäßig und sorgt für Ungemach.*

Hefepilze hassen es, wenn es sauer ist. Über die berühmt berüchtigten Vaginalspülungen mit Essigwasser habe ich dir schon im Fach „Hygiene" (S. 49) berichtet. Stets wird vor sauren Vaginalspülungen gewarnt, mit dem Argument, dass sie die Intimflora zerstören könnten. Dabei wird außer Acht gelassen, dass im Falle einer üblen Pilzinfektion diese sowieso bereits kaputt ist.

Medikamente gegen Pilze zu entwickeln ist gar nicht einfach – zu ähnlich sind sich die Zellen von Säugetieren und Hefen. Wie im Expert:innenwissen zu den Antibiotika beschrieben, sind es regelmäßiger die Pilze, die Bakterien zu Leibe rücken als andersherum. Diese Grundidee funktioniert leider schon mal nicht. Es gibt wenig Pilze, die andere Pilze verdrängen – zwischen diesen Sporenspezies gibt es eine Art friedliche Koexistenz.

Die gängigen Fungizide (Mittel gegen Pilzinfektionen) verhindern, dass die Pilze Werkstoff für ihre Zellwände produzieren können. Es ist das gleiche Grundprinzip wie bei den ß-Lactam-Antibiotika. Pilze verwenden jedoch andere Bausteine als Bakterien. Fehlt der Baustoff, werden die Zellwände löchrig. Man braucht kein Mikrobiologe zu sein, um sich vorzustellen, was mit Innenräumen hinter einer kaputten Wand passiert, vor allem wenn rings herum eher Feuchtgebiet ist.

ANTIseptika

Antiseptika können auch als Desinfektionsmittel bezeichnet und zusammengefasst werden. Sie helfen gegen Viren, Bakterien und auch Pilze. Allerdings hatte ein ehemaliger US-Präsident nicht recht, als er anregte, Desinfektionslösungen zu trinken oder zu inhalieren, um das Corona-Virus zu bekämpfen. Neben der Wirksamkeit auf den Schädling, gleich welcher Spezies, muss die Unversehrtheit der Benutzenden oberste Priorität haben. Das nennt man Arzneimittelsicherheit – nützt ja nix, wenn die Plagegeister verschwunden sind, der Wirt aber auch.

Antiseptika putzen alles weg, sie unterscheiden nicht zwischen guten und schlechten Mitbewohnern, zumeist auch nicht zwischen Viren, Bakterien oder Pilzen. Antiseptika wirken -IZID. Die Nachsilbe -izid heißt „töten“ und ist von Worten wie Genozid oder Suizid geläufig. Antiseptika töten Bakterien, Viren, Pilze und andere Mikroorganismen. Allerdings immer nur für den Moment, das gibt dem Immunsystem ein bisschen Luft aufzurüsten und es verringert die Gesamtzahl an Keimen, aber nachhaltig eher nicht.

Zu den Antiseptika gehören Alkohole. Klassische (einwertige) Alkohole sind in der Intimzone nicht zu empfehlen. „Es brennt wie Feuer“ ist dann nicht nur ein Schlagertext, sondern eine reale Empfindung. Jodhaltige Verbindungen sind ebenfalls Antiseptika. Diese Verbindungen zeichnen sich üblicherweise durch eine braune Farbe aus. Die Verwendung hat nicht nur Vorteile: Das Jod kann vom Körper aufgenommen werden und im Zusammenspiel mit der Schilddrüse unangenehm werden, vor allem wenn Vorerkrankungen oder ein Hashimoto bestehen.

AUSFLUG

Menschen lernen von Affen

Pilze, nicht nur in der Intimzone, begleiten den Menschen bereits seit Urzeiten, auch unsere nächsten Verwandten, die Primaten. Schon diese verfügten über eine ausgesprochen vielfältige Apotheke, wenn es um die Behandlung von Hauterkrankungen geht. Die spezielle Wissenschaft der Ethnobiologie/-pharmazie hat es sich zur Aufgabe gemacht, diese Behandlungsmethoden zu erforschen. Es gibt in der Tat Menschen, deren Beruf es ist, hinter den Affen herzulaufen und zu beobachten, welche Pflanzen diese benutzen, um sich zu pflegen oder Erkrankungen zu behandeln. Ich finde das sehr erstaunlich, aber allemal besser als die Feststellung einer großen Wissensplattform im Internet, auf der zur Geschichte der Behandlung von Pilzinfekten behauptet wurde, diese habe medikamentös im 19. Jahrhundert begonnen.

Im benannten Artikel wurde wahrscheinlich „chemisch-pharmazeutisch" mit „medikamentös" verwechselt. In der Tat setzte die „moderne Wissenschaft" des 19. Jahrhunderts weniger auf pflanzliche Produkte und ätherische Öle, sondern konzentrierte sich auf Schwermetalle – Kupfer- und Bleiverbindungen. Die Behandlungskonzepte dieser Zeit beruhten beispielsweise auf der Beobachtung, dass Schornsteinfeger so gut wie nie unter Hautkrankheiten litten. Eine richtige Beobachtung, auch wenn dafür die Rußschicht dieser Berufsgruppe erst noch entfernt werden musste. Die Ruße enthielten Blei. Mit Bleibehandlungen war der Hautpilz verschwunden, aber diesen eventuell gegen eine Bleivergiftung einzutauschen, kann als über das Ziel hinausgeschossen bezeichnet werden.

Das erkläre ich jetzt mal nicht weiter im Detail – die Betroffenen wissen Bescheid. Im Gegensatz zu farblosen Antiseptika kann eine Wunde nach der Verwendung von Jod nicht mehr gut beurteilt werden. Das spielt auch bei der Anwendung in der Intimzone eine Rolle: Kleine eitrige Auflagerungen, etwa Pusteln von einer Herpesinfektion, können unter Umständen übersehen werden – die Verfärbung der Unterwäsche ist ebenso ein wenig unvorteilhaft.

In der Regel werden Antiseptika lokal verwendet. Aber keine Regel ohne Ausnahme. Lasst uns an dieser Stelle über Formaldehyd sprechen, ein Lösungsmittel, von dem viele Kopfschmerzen bekommen. Ausgerechnet das wird bei Blaseninfektionen auch vorbeugend eingesetzt, und es wird noch dazu geschluckt. Nein, stopp, jetzt bitte nicht einen kräftigen Schluck aus der Lösungsmittelflasche nehmen: Verwendet wird es als das sogenannte Methenamin – das ist ein Salz. In saurer Umgebung zerfällt dieses Salz in Kohlenstoff und Formaldehyd. Hat das Salz den Magen (sauer!) erfolgreich passiert und ist über die Nieren in die Harnblase gelangt, sammelt es sich im Urin an. Ist dieser sauer genug, zerfällt es dort fröhlich weiter, und das so freigesetzte Formaldehyd vollführt eine Art Frühjahrsputz der Blase, zumindest in der Theorie. Umfangreiche saubere klinische Daten fehlen bisher, und ich wende es bei meinen Patient:innen eigentlich nicht an. Zurzeit fehlt für das Medikament in Deutschland die Zulassung, und es müsste z. B. aus Österreich importiert werden. Allerdings gibt es zahlreiche Kolleg:innen, die darauf schwören.

Die „PROs“

Wurden im vorherigen Abschnitt die ANTIs besprochen, wenden wir uns jetzt den PROs zu. Die Vorsilbe pro bedeutet „für“. Ein PRObiotikum ist also ein Produkt oder Medikament für die Kleinstlebewesen.

„Führende Expert:innen“, vor allem aus dem Marketing diverser „Functional food“-Hersteller, läuten schon mal das Zeitalter der Probiotika ein und sehen die Antibiotika als auslaufendes Modell, was aufgrund der sich mehr und mehr bildenden Resistenzen und fehlenden Neuentwicklungen nicht ganz unbegründet ist. Allerdings stehen wir derzeit noch sehr am Anfang, Erkrankungen mit Probiotika zu heilen. Unsere

Kenntnisse sind aktuell bestenfalls ein Grundverständnis. Die Behandlung mit lebenden Organismen wird ein ziemliches Novum in der modernen Medizin darstellen. Bitte beachte die Zeitform. Es ist das Futur, die Zukunft, denn derzeit wird mit Probiotika nicht behandelt, sondern Prophylaxe betrieben – das betrifft auch die Infektionen der Intimzone.

Zum jetzigen Zeitpunkt gibt es nur eine begrenzte Anzahl Übersichtsarbeiten zu kleinen Studien zur Verwendung von Probiotika, positive Wirkungen sind bei Durchfallerkrankungen, Allergieneigung, Blaseninfektionen und Vaginalinfekten beschrieben.

Der Einsatz von Probiotika darf nicht unkritisch erfolgen; es gibt Hinweise, dass auch negative Effekte auftreten können, so beispielsweise bei Autoimmunerkrankungen. Beim Morbus Bechterew wurden Hinweise gefunden, dass eine Verschlimmerung die Folge einer Einnahme sein kann. Bei schweren Bauchspeicheldrüsenentzündungen führte die Verwendung von Probiotika zu einer höheren Sterblichkeit als bei Personen, die keine Probiotika einnahmen.[11]

Aufgrund der „Kinderschuhe", in denen die Forschung noch steckt, erwähne ich an dieser Stelle nur allgemeine „Verhaltensmaßregeln" und Grundsätze zur Verwendung von Probiotika:

1. Zur Wiederherstellung des Vaginalbioms ist es nicht nötig, Lactobazillen und andere Mikroorganismen lokal zu verwenden. Die Mikroorganismen wandern selbstständig vom Darm zur Intimzone.
2. Dein Mikrobiom der Intimzone ist einzigartig wie ein Fingerabdruck; neue Mitbewohner anzusiedeln, kann stets nur ein Angebot an die bestehende Flora sein. Ob tatsächlich eine Besiedelung stattfindet, hängt von zahlreichen Faktoren ab. Zurzeit ist die Möglichkeit der Ansiedlung von „gesunden Stämmen" Gegenstand intensiver Forschung.
3. Verwendete Probiotika sollten eine definierte Menge sogenannter koloniebildender Einheiten (KBE) enthalten. Etwa 5 Milliarden KBEs dienen als Richtwert und sollten z. B. in magensaftresistenten Kapseln verpackt sein, damit die Säure des Magens ihnen nichts oder nicht viel anhaben kann.

Die Hormone

Im Kapitel „Gesellschaftskunde" gab es eine ausgiebige Exkursion in die Welt der weiblichen Hormone und darüber, welche Veränderung diese an den Zellen der Intimzone, aber auch im Mikrobiom hervorrufen. Es sollte dich also nicht verwundern, dass Hormone zu therapeutischen Zwecken eingesetzt werden. Derzeit werden vor allem die bioidentischen Hormone, kurz BIH, diskutiert.

Unabhängig von der Intimgesundheit erleben die „natürlichen Hormone" gerade ein Rückkehr in der Behandlung des Klimakteriums. Ich sehe das mit einem lachenden und einem weinenden Auge. Eine hormonelle Behandlung ist eine hormonelle Behandlung, auch wenn die verwendeten Substanzen den vom Körper gebildeten entsprechen. Etwas, was natürlicherweise nicht mehr vorhanden ist, muss nicht ersetzt werden, der Begriff „Hormonersatztherapie" sollte der Vergangenheit angehören.

Andererseits ist bei Beschwerden mit eindeutigem Krankheitswert die Verwendung von Hormonen eine sehr sichere und gut geprüfte Therapie. Sind die Wechseljahre an sich kein ungesunder Zustand, gibt es durchaus Veränderungen, die Krankheitswert haben und auch hormonell behandelt werden können, sofern die betroffene Frau das wünscht.

Im Falle von häufigen Infektionen der Intimzone während der Wechseljahre werden Östrogene lokal verwendet, um Veränderungen am Gewebe wie Trockenheit entgegenzuwirken.

Infekte werden auch durch hormonelle Ungleichgewichte begünstigt, diese können zyklisch auftreten (viele Frauen kennen den Vaginalpilz vor oder nach der Menstruation), in der Schwangerschaft wird das Mikrobiom durch hohe Östrogenspiegel verändert oder durch Ovarialzysten. Auch hier kann der Einsatz von Hormonen sinnvoll sein, um das Ungleichgewicht zu behandeln.

EXPERT:INNENWISSEN

Synthetische, halbsynthetische und bioidentische Hormone

Synthetische oder halbsynthetische, human bioidentische oder natürliche Hormone? Die Begriffe synthetische und halbsynthetische Hormone beziehen sich nicht auf die Wirkung, sondern – wie der Name sagt – auf die Synthese (Herstellung) des Wirkstoffes.

Wird ein Hormon, z. B. Progesteron (weibliches Gelbkörperhormon), komplett im Labor hergestellt, spricht man von „synthetisch". Für Progesteron ist die synthetische Herstellung nicht wirtschaftlich. Daher wird Progesteron mehrheitlich halbsynthetisch hergestellt. In vielen Pflanzen ist die Grundstruktur von sogenannten Steroiden bereits vorgebildet. Um die Synthese von Progesteron zu vereinfachen, wird ein pflanzlicher Einzelstoff verwendet, welcher dem Hormon schon möglichst ähnlich sein soll. Diosgenin, das in der Yamswurzel ebenso enthalten ist wie im Bockshorn, ist so ein Stoff, es gibt aber auch viele andere. Das Diosgenin wird chemisch im Labor zu Progesteron umgewandelt, das spart Zeit und Geld. Für die Wirkung ist es irrelevant, welche Synthese verwendet wurde, wenn das entstandene Molekül gleich ist.

Hat man im Labor Progesteron exakt nachgebaut, kann man von human-/naturidentisch oder bioidentisch sprechen, diese Ausdrücke sind korrekt. Nur wird auch behauptet, das sei ein Vorteil. Frei nach dem Motto: Natürlich ist besser.

Es ist aber nicht natürlich, menschliche Hormone zu essen. Sollte es in der Evolution doch vorgekommen sein, hat es sich als Vorteil erwiesen, hiermit die Leber als Chemiefabrik zu beschäftigen: Das (versehentlich) aufgenommene Hormon wird chemisch modifiziert. Das wird der „first-pass effect" genannt. Die entstandenen Abbauprodukte lassen auch eine hormonelle Situation entstehen, diese ist nur bedingt natürlich. Für Hormone gab es daher verschiedene Entwicklungen, diesen Effekt zu umgehen. So besteht die Möglichkeit, Hormone anders aufzunehmen als durch den Verdauungstrakt. Das heißt dann „parenteral" und ist auf vielfältige Weise möglich: als Creme, Zäpfchen, Nasenspray.

Die Impfstoffe

Seit dem Jahr 2004 gibt es in Deutschland zwei zugelassene Impfstoffe gegen die chronische Form von Harnwegsinfekten, die bevorzugt vor einer dauerhaften Antibiotikagabe angewendet werden sollten. Einerseits handelt es sich hierbei um eine Schluckimpfung – diese wirkt nur gegen einen Keim, den häufigsten der einfachen Blasenentzündung, den *E. coli*. Die klassische Impfung mit einer Spritze beinhaltet mehrere inaktivierte Bakterienstämme und deckt ein breiteres Spektrum ab. Diese muss dreimal verabreicht werden, um eine Grundimmunisierung zu gewährleisten – eine jährliche Auffrischung wird empfohlen.

>>> KURZ UND KNAPP <<<

Infektionen werden konventionell mit Mitteln wie Antibiotika, Antimykotika und Antiseptika bekämpft, die gegen die Erreger wirken, welche diese hervorrufen. Handelt es sich um Bakterien, werden Antibiotika eingesetzt. Sind beispielsweise Pilze die Übeltäter, kommen Antimykotika zum Einsatz. Antimykotika und Antibiotika haben unterschiedliche Prinzipien, wie diese den Erregern zu Leibe rücken. Mit dem breiten Einsatz dieser Medikamente kommt es mehr und mehr zu sogenannten Resistenzen. Die Erreger haben Mechanismen entwickelt, sich gegen die Chemiekeule zur Wehr zu setzen.

Neben den Antibiotika und den Antimykotika gibt es die Antiseptika. Diese wirken desinfizierend, allerdings nur für den Moment der Anwendung. An der Wurzel können Infektionen der Intimzone z. B. mit Hormonen gepackt werden, sofern hormonelle Ungleichgewichte ursächlich für die Infektion sind.

RELIGION

(IRR)GLAUBEN

Bist du auf schicken Webseiten auch schon mal über uralte Behandlungsempfehlungen gestolpert? „Seit Jahrtausenden“ oder „seit der Antike“ sind beliebte Phrasen, um Glaubwürdigkeit zu suggerieren. Was alt ist, muss ja gut sein, oder? Wahlweise werden die Informationen noch mit ein wenig Mystik gewürzt: Hexenkräuter, geheimes Wissen, mächtige Heilkräuter, magische Frauenkräuter usw. Wenn man im Internet mal kurz falsch abbiegt, kommen Weisheiten ans Licht, die selbst mich immer wieder staunen lassen. Nach der dritten Webseite zu diesem Thema macht sich dann das vage Gefühl breit, dass da doch etwas dran sein könnte, und schwups, bist du in einer Bubble gefangen, aus der du dank „künstlicher Intelligenz“ nicht so schnell wieder rausgelassen wirst. Der Algorithmus freut sich, dir nun auch die richtigen Werbeeinblendungen anbieten zu können. Ähnlich funktioniert es mit persönlichen Empfehlungen.

Nun reicht dieses Buch bei Weitem nicht, um alle Behandlungsempfehlungen auf den Prüfstand zu stellen, sondern wir müssen uns auf einige beschränken. Generell ist gegen altes Wissen überhaupt nichts einzuwenden – im Gegenteil: Wir können sehr viel davon lernen, denn unsere Vorfahr:innen waren vor allem eines: hervorragend im Beobachten. Auch wenn verschiedene Methoden seltsam anmuten, steht es uns in dieser modernen Welt gut zu Gesicht uns mit dem Warum zu beschäftigen. Das Fach „Religion“ stellt einige der Mythen und Glaubenssätze auf den Prüfstand.

Der Joghurttampon

Bewertung: Mythos

Diese Empfehlung ist davon abgeleitet, dass Milchsäure gut wirksam gegen Intimpilze ist und diese von Lactobazillen produziert wird. Das ist sogar richtig. Milchsäure wird von Lactobazillen produziert, diese gehören während der fertilen Phase der Frau, also der Lebenszeit, in der sie schwanger werden kann, zum normalen Mikrobiom. Wie schon im Kapitel „Gesellschaftskunde" beschrieben, haben die Lactobazillen der Intimzone so gar nichts mit den üblicherweise im Joghurt enthaltenen Stämmen gemeinsam, außer dass Milchsäure produziert wird. Anwachsen tun diese Kulturen in der Vulva/Vagina nicht. Joghurt in die Intimzone zu schmieren, ist daher überflüssig. Ein Tampon hat in der Vagina außerhalb der Periode sowieso nix verloren, auch nicht, wenn er vorher in Joghurt getunkt worden ist! Schon gar nicht, wenn sowieso schon eine Infektion besteht.

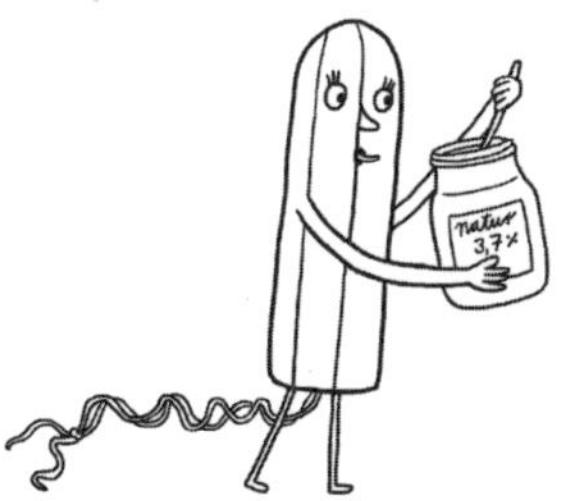

Ein Tampon saugt Flüssigkeit auf, es ist ihm ziemlich egal, welche. Hat der Tampon nichts zu tun, weil keine Blutung besteht, macht er sich über die Vaginalflüssigkeit her. Das ist doppelt ungünstig: Einerseits kommen hilfreiche Immunzellen nicht dahin, wo sie dringend gebraucht werden, andererseits werden Keime festgehalten, die da eigentlich wegsollten.

Der Knoblauchtampon

Bewertung: teilweise richtig

Auf die „Zauberkräfte" des Knoblauchs werden wir in diesem Buch noch näher eingehen. Solltest du aus irgendwelchen Gründen in der Wildnis allein zurückgelassen worden sein und unter Juckreiz im Intimbereich leiden, der dich zum Wahnsinn treibt, und es sollte in diesem Szenario ganz zufällig eine Knoblauchzehe deinen Weg kreuzen – dann nimm sie, aber nur dann! Und sorge beim Einführen dafür, dass du die Knoblauchzehe auch wieder rausbekommst! (Tipp: in eine Mullbinde wickeln und

AUSFLUG

Vampire und der Knoblauch

Wusstest du, dass Knoblauch zu Beginn der Corona-Pandemie weitläufig ausverkauft war? Das passierte, nachdem eine Studie über mögliche positive Effekte[10] von weniger seriösen medizinischen Quellen wie dem *Handelsblatt* ein wenig uminterpretiert wurde. Wenn du das nächste Mal über filmische Umsetzungen von Hypochondern schmunzelst, die eine Knoblauchkette um den Hals tragen, denk daran.

Woher kommt der Glaube, dass Knoblauch üble Dinge und sogar Vampire von uns fernhält?

Knoblauch bildet starke ätherische Öle, um sich gegen sogenannte Fressfeinde zu wappnen. Stell dir also vor, du lebst als Bäuerin ein paar Jahrhunderte zuvor, das Mikroskop ist noch längst nicht erfunden, du baust Kohl und anderes Gemüse an. Dein Gemüse wird abgenagt, aber der Knoblauch nicht … Also schützt der Knoblauch vor was auch immer – wahrscheinlich kommt das Üble nachts, denn du siehst ja nicht, was die Ernte vernichtet hat. Der Rest ist dichterische Freiheit.

einen Rückholfaden basteln!) Sich eine Knoblauchzehe in die Vagina einzuführen, ist eine absolute Notfallmaßnahme!

Knoblauch enthält zahlreiche ätherische Öle, die Pilzen und Bakterien, aber auch Viren sehr schnell den Garaus machen – ohne Ausnahme! Allerdings reizt der Knoblauch damit auch außerordentlich das Gewebe und sorgt dadurch für fürchterliches Brennen und andere Beschwerden.

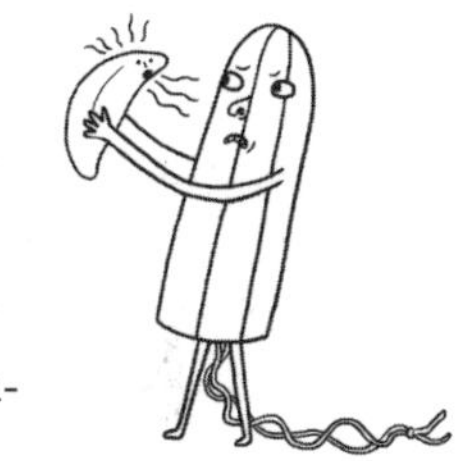

Quintessenz: Notfallmäßiger Einsatz unter Extrembedingungen ist okay, sonst lieber Finger weg.

Wer regelmäßig Infektionen der Intimzone hat, wäscht sich nicht richtig

Bewertung: richtig

Ich wette, du bist jetzt verblüfft, stimmt's? Steht doch nahezu überall geschrieben, dass Infektionen der Vulva und Vagina nichts mit Hygiene zu tun haben, eher das Zuviel ist ein Problem? Richtig. Nun lies die Überschrift noch mal: „Wäscht sich nicht richtig". Hygiene ist wichtig, wie es richtig geht, steht auf S. 49.

Infektionen der Intimzone und der Blase sind bei neuen Partner:innen häufiger

Bewertung: richtig

Bei einem Wechsel des/der Partner:in kann es in der Tat zu häufigeren Infekten kommen. Die Gründe hierfür sind noch nicht zweifelsfrei belegt. Einerseits wird behauptet, es läge an dem Mikrobiom des neuen Gegenübers, welches das Immunsystem erst kennenlernen und tolerieren lernen muss. Das kann stimmen. Es gibt aber einen weiteren Fakt, der nicht außer Acht gelassen werden darf: Die Frequenz der sexuellen Aktivitäten wird wahrscheinlich wesentlich höher sein als in der vorherigen Beziehung. Was dann die Henne und was das Ei ist, kann nicht so einfach auseinanderklamüsert werden. In der Konsequenz – Infektion der Intimzone – ist es jedoch nicht wichtig.

Milchsäure hilft bei Infektionen von Blase und Intimzone

Bewertung: richtig

Milchsäure ist das Superfood für deine Darmbewohner, also zumindest für die, welchen du gern Unterkunft bietest. Unsere heutige Standardkost lässt diese Mitbewohner leider darben. Sauer vergorene Lebensmittel wie Molke, Joghurt, Kefir, Sauerkraut oder Brottrunk sind ein Muss und sollten regelmäßiger Bestandteil der Ernährung sein. In der Schweiz kann diese Liste durch eine beliebte Limonade, die Milchsäure enthält, ergänzt werden. Die Verwendung von milchsäurehaltigen Waschmitteln für die Intimzone unterstützt zwar das saure Milieu, als „Futter" sind diese aber nicht geeignet. Essig hätte denselben Effekt, klingt nur nicht so schick und würde sich nicht so teuer verkaufen lassen.

Viel trinken hilft bei Blaseninfekten

Bewertung: teilweise richtig

Die Trinkmenge zu steigern, sobald die ersten Anzeichen einer Blaseninfektion auftreten, ist sicherlich sinnvoll – vor allem dann, wenn die Flüssigkeitszufuhr vorher gering war. Doch auch bei der Trinkmenge gilt der Grundsatz: Viel hilft nicht immer viel. 2 bis 3 Liter am Tag sind genug. Mehr kann den gegenteiligen Effekt haben. Der Harn ist zwar nicht mehr so konzentriert, allerdings reizen ständige Toilettengänge die Harnröhre. Miniverletzungen durch Verwendung von Toilettenpapier können zur Unterhaltung der Infektionen beitragen.

ZUSAMMENFASSUNG

DIE GRUNDKURSE AUF EINEN BLICK

Vulva- und Vaginalflora befinden sich in einem empfindlichen Gleichgewicht. Infektionen werden begünstigt durch

- die Anatomie des Intimbereiches
- thermische Einflüsse (Kälte oder Wärme)
- hormonelle Schwankungen (Pubertät, Ovulationszyklus, Schwangerschaft, Klimakterium)
- mechanische Einflüsse (Vaginalsex, Reibung beim Laufen)
- Hygiene (Waschgewohnheiten, Menstruationshygiene)
- die Lebensweise (Intimfrisur, Unterwäsche, Ernährung)
- Medikamente und Erkrankungen

Aber keine Sorge, das ist kein Grund, das Buch jetzt frustriert zuzuklappen und den Mond anzuheulen. Was ich dir mit dieser Aufstellung klarmachen will, ist, dass du mit Problemen in der Intimzone nicht allein bist. Einige Aspekte sind von der Evolution durchaus sinnvoll eingerichtet, um beispielsweise Schwangerschaften zu schützen.

Inwieweit dein persönlicher Lebensstil und die Hygiene auf den Prüfstand können, überlegst du vielleicht mal in einer ruhigen Minute, einiges ist sicher sehr leicht umzusetzen, wenn erst mal klarer wird, was eventuell schiefläuft.

Auch wenn der folgende Leistungskurs „Pflanzenheilkunde" und das Praktikum deine Anatomie nicht ändern können, findest du sicher ein paar Tipps und Kniffe, die dir künftig weiterhelfen können.

TEIL 2

LEISTUNGSKURS PFLANZENHEILKUNDE

EINFÜHRUNG

Nun hast du dich zu dem Kapitel durchgearbeitet, den ich als Leistungskurs bezeichnen möchte. Die Pflanzenheilkunde, auch Phytotherapie genannt, ist mein Spezialgebiet. Der Grund, warum bei mir unter Umständen immer wieder sonntags der Posteingang des Mailprogramms geflutet wird, weil viele Frauen nach einem schönen Wochenende leider nicht zum ersten Mal mit Beschwerden zu kämpfen haben.

Bevor es tiefer in die Welt der Phytotherapie geht, muss ich mit einer schlechten Nachricht anfangen: Es gibt keine Apotheke Gottes, in der für jede Erkrankung ein Heilkräutlein versteckt ist. Es gibt aber zahlreiche findige Geschäftemacher:innen, die sich eine solche Mystifizierung zunutze machen. Der Glaube ist seit alters her eine beständige Größe der Menschheit: Glaube bedeutet Hoffnung – z. B. auf Heilung. Gott oder jemand anderes muss dafür gar nicht zwingend ins Spiel kommen. Es kann auch der Glaube an Zauberkräfte, an jahrhundertealtes überliefertes Wissen oder wahlweise an Visionen von Gläubigen sein, die uns Menschen hoffen lassen. Und nichts ist ein besseres Marketingargument für eventuell unseriöse Verkäufer von heute. An eine solche Mystifizierung reicht nur noch die Drei-Ecken-Erfahrung heran: „Der Bruder der Frisörin und vom dem der Chef, dem hat das super geholfen."

Bis um 1200 v. Chr. war das Heilwissen übrigens an Rollen geknüpft und stand in enger Verbindung mit dem Priestertum. In Überlieferungen wie dem *Papyrus Ebers*, einer altägyptischen Schriftrolle aus dem 16. Jahrhundert v. Chr., wird sehr klar, was damit gemeint ist: Zu jeder Rezeptur gehörten Formeln und Beschwörungen, die die Heilung unterstützen sollten. Hildegard von Bingen garnierte ihre Pflanzenrezepturen, die ihr in Visionen von oberster Instanz diktiert wurden, ebenfalls mit Pflichtgebeten und religiösen Handlungen. Glaube versetzt Berge – wenn er heilt, umso besser.

Historische Quellen müssen auch in der Pflanzenheilkunde mit entsprechender Vorsicht interpretiert werden. Einerseits vor dem Hintergrund des entsprechenden Medizinverständnisses der Zeit, in der die Rezepturen niedergeschrieben wurden. Andererseits war die Bestimmung einer Pflanze, die zum Einsatz kam, oft nicht ganz einfach. Die Einteilung von Pflanzen mittels einer eindeutigen Nomenklatur, die sogenannte Taxonomie, fand erst Mitte des 18. Jahrhunderts durch Carl von Linné statt: Ackerschachtelhalm ist nun mal nicht gleich Sumpfschachtelhalm, auch wenn die beiden sich zum Verwechseln ähnlich sehen; der eine ist hochgiftig, der andere ein sehr guter Kieselsäurelieferant. Und was häufig vergessen wird: Ein kurzsichtiger Mönch, der bei Kerzenschein im Kloster XY beflissentlich Bücher abschrieb, kann durchaus mal in der Zeile verrutscht sein, hat falsche Mengen abgeschrieben oder ganz nach Belieben seine eigene Interpretation eingebracht.

Wir sehen nur, was die Zeit überdauert hat. Leider ist nicht alles niedergeschrieben worden bzw. nicht mehr alles verfügbar. Auch du sortierst bei einem Umzug sicherlich Bücher aus. Das war in den letzten Jahrhunderten nicht anders.

EXPERT:INNENWISSEN

Die digitale Amnesie

Es sind nur wenige Quellen erhalten geblieben, auf die sich unser Wissen über traditionelle Heilkunde stützt. Aktuell noch befinden wir uns in einer akuten Hochphase des kulturellen Vergessens, gerade in der Wissenschaft: Häufig wird nicht mitbedacht, dass eine künstliche Intelligenz (KI) wie etwa ChatGPT nur auf digitalisierte und gut zugängliche Daten zugreifen kann. Zu etlichen Quellen hat die KI noch gar keinen Zugang. Das ist so ähnlich, wie wenn deine Familienfilme aus der Kindheit noch auf V8 herumliegen und kein Gerät zum Abspielen vorhanden ist. Eine Geschichte über deine Familie kann ohne diese Familienvideos nur lückenhaft erzählt werden. Gerade weniger zentrale Dokumente der traditionellen Heilkunde sind im WWW nicht oder nicht maschinenlesbar abrufbar. Nicht nur in der traditionellen Pflanzenmedizin besteht dieses Problem. PubMed, eine große wissenschaftliche medizinische Datenbank, beginnt erst jetzt, zunehmend auch alte Publikationen in das Register mit aufzunehmen – ein längst überfälliger Schritt. Basisarbeiten aus verschiedenen Bereichen der Medizin werden dann digital zur Verfügung stehen und von einer KI ausgewertet werden können.

Ein Hauptproblem in der traditionellen Frauenmedizin ist die mündliche Überlieferung: Heilpflanzen und deren Nutzung wurden von Generation zu Generation nur auf diesem Wege weitergegeben. Die meisten Midweiber (Hebammen) und Kräuterweiblein wussten zwar sehr genau, wann welches Kraut geerntet und zubereitet werden musste und wogegen es half, aber schreiben konnten sie nicht.

In Europa gab es Zeiten, in denen über Jahre verschiedene Pflanzen nicht wuchsen, so während der Kleinen Eiszeit im 13. und 14. Jahrhundert. Wissen, das nicht „konserviert" war, ging verloren. Mit Blick auf diese Relationen spielte die Hexenverfolgung eine untergeordnete Rolle, auch wenn diese rückblickend ebenfalls viel Wissen vernichtet hat.

Eine verbreitete Meinung ist, dass es sich bei der Pflanzenmedizin um eine „sanfte Medizin" handelt. Das ist grundfalsch und nicht nur, weil die stärksten Gifte pflanzlichen Ursprungs sind. Mit der „sanften Medizin" wird schlussendlich umrissen, dass die Pflanzenheilkunde viel verzeiht. Reagiert eine Person nicht allergisch auf ein pflanzliches Arzneimittel, sind keine Interaktionen mit anderen Medikamenten im Spiel, so haben pflanzliche Arzneimittel, vor allem die derzeit frei verkäuflichen, eine große therapeutische Breite. Unter einer therapeutischen Breite verstehen Fachleute, dass eine falsche Einnahme oder Wechselwirkungen selten auftreten und die Medikamente in der Regel gut vertragen werden. Den Pflanzen wird also ihre „Gutmütigkeit", bei Einnahme nicht zu schaden, zum Verhängnis: Sie werden als gefahrlose Mittelchen abgetan. Eine harmlose Medizin ist die Pflanzenheilkunde aber freilich nicht.

Weshalb ist die Pflanzenmedizin trotz dieser Unwägbarkeiten so interessant? Das Faszinierende für mich daran ist, dass alle Gewächse aus Wirkstoffgemischen bestehen.

In der Entwicklung der chemisch-synthetischen Substanzen galt ein unumstößlicher Grundsatz: eine Substanz = eine Wirkung. Zumindest war das in den letzten einhundert Jahren bestimmend. Die gesamte pharmazeutische Entwicklung von neuen Medikamenten konzentriert sich auf das Einwirkstoffprinzip. Sämtliche Zulassungsprozedere weltweit sind darauf zugeschnitten.

Für viele – so scheint es noch immer – sind Heilpflanzen schwierig einzuschätzen: Sie enthalten viele Wirkstoffe und haben demzufolge viele Wirkungen. Das kann ein Vorteil sein:

Nehmen wir das komplexe hormonelle Geschehen während eines Fruchtbarkeitszyklus oder die hormonelle Umstellung in den Wechseljahren: Ein häufiges Symptom können Hitzewallungen sein. Als synthetische Wirkstoffe werden häufig Hormone eingesetzt. In der Pflanzenheilkunde gibt es zahlreiche Möglichkeiten, diese Befindlichkeitsstörung zu behandeln. Einer Frau, die die eher müde und erschöpft ist, wird Pflanze A helfen können und neben der Reduzierung der lästigen Hitzewallungen aufgrund der verschiedenen Wirkstoffe gleich noch einen Energieschub geben.

Eine andere Frau mit Hitzewallungen ist gleichzeitig nervös und unruhig, sie hat Schwierigkeiten zu schlafen. Hier wird Pflanze B gute Dienste verrichten. Um diese Unterschiede zu kennen, ist eine genaue Kenntnis der eingesetzten Pflanzen nötig. Aber es lohnt sich!

In den letzten Jahrzehnten wurden für „Frauenbeschwerden" bevorzugt hormonell wirksame Pflanzen eingesetzt – eine Nachwehe der synthetischen Hormone. Ende des letzten Jahrtausends konzentrierten sich auch die Hersteller von pflanzlichen Medikamenten auf hormonelle Wirkungsweisen und erforschten und vermarkteten Pflanzen mit diesen Wirkmechanismen als „Frauenpflanzen".

Abschließend bleibt zu unterstreichen: Pflanzen sind egozentrische Lebensformen. Alles, was Pflanzen produzieren, machen sie für sich selbst, mit Mechanismen, die sich in der Evolution als hilfreich erwiesen haben. Pflanzen schützen sich vor sogenannten Fressfeinden mit ätherischen Ölen, die Bakterien, Pilze und andere Schädlinge fernhalten. Sie erzeugen Lockmittel für Bestäuber und Tiere, die zur Verteilung von Samen beitragen und den Fortbestand der Spezies sichern. Pflanzen machen all das in erster Linie für den eigenen Fortbestand. Sie denken dabei nicht an uns.

AUSFLUG

Hildegard und Trota

Hildegard von Bingen war eine Universalgelehrte im 12. Jahrhundert. Sie entstammte einer reichen Familie, war des Lesens und Schreibens mächtig und ansonsten wohl von schwächlicher Natur. Letzteres wird oft als Grund gedeutet, warum sie im Alter von acht Jahren von ihrer Familie in ein Benediktinerkloster gegeben wurde. Berühmtheit erlangte sie nicht nur durch ihre theologischen Schriften, in der sie ihre Visionen und Auditionen, die sie direkt von Gott erhalten hatte, zusammenfasste, sondern auch durch ihre Überlieferungen zur Pflanzenheilkunde.

Ihre eigene „Schwächlichkeit“ war vermutlich das Resultat einer starken Migräne mit Aura. Zumindest sehen Medizinhistoriker:innen Hinweise darauf aus den Beschreibungen der Hildegard'schen Visionen. Die Begleiterscheinungen und die Umstände der Niederschrift lassen die These posthum wahrscheinlich erscheinen. Wer sich die Mühe macht, in die Abschriften der Originaltexte zu schauen, wird wahrscheinlich ein wenig staunen: Erkrankungen werden mit dem Teufel in Zusammenhang gebracht, Heilung wird den göttlichen Mächten zugeschrieben. Der Pflanzenheilkunde hat Hildegard von Bingen hiermit keinen großen Dienst erwiesen. Im 12. Jahrhundert bemühten sich viele um einen wissenschaftlich strukturierten Ansatz, das ist bei ihr nicht der Fall.

Hildegard von Bingen hatte gegenüber anderen Kräuterkundigen ihrer Zeit jedoch einen entscheidenden Vorteil: Sie hatte Pergament zur Verfügung, und ihr Wort hatte Gewicht. Ihre Schriften wurden nicht ausradiert, und das Pergament wurde nicht wie oft üblich neu beschrieben, um das teure Material effizient zu nutzen. Auch wurden ihre Werke in späteren Jahrhunderten nicht als blasphemisch vernichtet und sind bis heute – zumindest als Abschriften – erhalten geblieben.

Die in Deutschland sehr populäre „Hildegard-Medizin“ wurde in den 1970er-Jahren von dem Arzt Gottfried Hertzka eingeführt und ist nicht zuletzt mit Blick auf ihre kommerziellen Hintergründe mit Vorsicht zu betrachten. Viel interessanter für die Frauenheilkunde ist eine Zeitgenossin der Hildegard von Bingen.

Trota von Salerno war nicht nur Ehefrau und Mutter zweier Kinder, sondern auch Gelehrte an der Universität, Ärztin sowie Hebamme. In ihrem als *The Trotula* bekannten Standardwerk sind ausführlich Rezepturen für Frauen beschrieben, angefangen bei Kinderwunsch über Infektionen, Schwangerschaften bis hin zu Geburtsmedizin. Darüber hinaus gibt es Pflegetipps und spezielle Ratschläge, wie etwa Frischvermählte ihren Angetrauten eine Entjungferung vortäuschen können – ganz ohne chirurgische Wiederherstellung des Jungfernhäutchens. Hierzu wurde nur ein kleiner Blutegel benötigt, in die Vagina eingeführt und kurz vor dem Beischlaf entfernt – die kleine Verletzung durch den Egel sorgte für den nötigen Blutfleck, ohne mit einer Menstruation verwechselt zu werden.[12] Das kostete vielleicht Überwindung, barg aber keinerlei Risiken für die eigene Gesundheit.

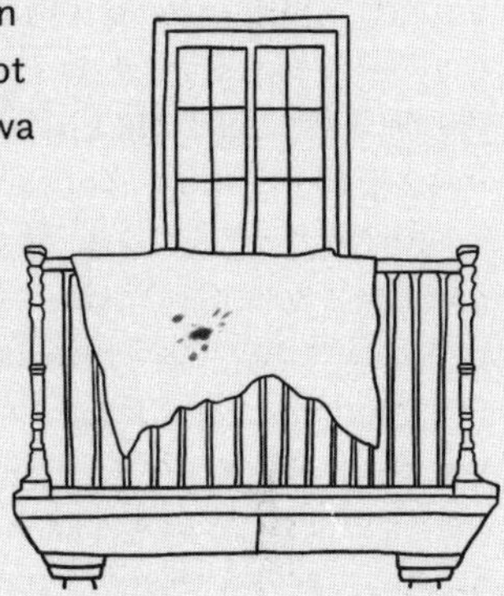

Leider steht das Standardwerk *The Trotula* bisher nicht in einer deutschen Übersetzung zur Verfügung. Dabei gibt es nicht nur detaillierte Einblicke in die Pflanzenheilkunde, in das Verständnis bezüglich Erkrankungen, Fruchtbarkeit, Menstruation, Schwangerschaft, Geburt und Stillzeit, es wird auch ein Sittengemälde der Sexualität dieser Epoche gezeichnet. Und das aus nicht klösterlicher Sicht.

WIE WIRKEN HEILPFLANZEN?

Was ist in den Pflanzen enthalten und ruft Wirkungen im menschlichen Körper hervor? Ich spreche an dieser Stelle bewusst von Wirkungen und nicht von Heilung oder Linderung, zu dieser kommt es erst dann, wenn Beschwerden gemildert werden.

Es nicht allzu lange her, da wurden die Inhaltsstoffe von Pflanzen in primäre und sekundäre Naturstoffe unterteilt. Die Primärstoffe dienen der Erhaltung der individuellen Pflanze, beispielsweise ihrer Ernährung. Hierzu gehören Kohlenhydrate, Eiweiße und Fette. Die sekundären Naturstoffe werden als existenziell für die Spezies, aber nicht die einzelne Pflanze eingestuft. Darunter fallen beispielsweise ätherische Öle, die Bestäuberinsekten anlocken. Die Übergänge zwischen primär und sekundär sind fließend, für die Verwendung in der Pflanzenheilkunde ist diese Einteilung nicht unbedingt die beste.

Da unsere Vorfahr:innen nicht mit dem Spektrometer (Spezialgerät zur Bestimmung von chemischen Inhaltsstoffen) durch die Botanik gestürzt sind, fand die Einteilung der Inhaltsstoffe nicht anhand der chemischen Formeln statt, sondern anhand des Geschmackes (süß, sauer, bitter, scharf) und einer zugeordneten Qualität: schleimend, trocknend, kühlend oder zusammenziehend, um nur einige Beispiele zu nennen. Man braucht kein Studium, um herauszufinden, dass Schleimstoffe, die im Darm verbleiben, Verstopfungen lösen können, Bitterstoffe die Verdauung günstig beeinflussen und ätherische Öle bei Schnupfen und Husten Linderung verschaffen.

Wer schon mal mit dickem Schnupfen durch einen Nadelwald im Sonnenschein gelaufen ist, wird eine Ahnung davon bekommen haben, wie man seinerzeit auf Wirkungen gekommen ist: Die Harze enthalten ätherische Öle, die bei Wärme verdampfen. Das ist der Geruch, den ein Nadelwald verströmt. Außer dass es ziemlich gut riecht, lösen die ätherischen Öle von Kiefer, Fichte und anderen Nadelgehölzen in unseren Breiten Schleim. Verstopfte Nasenschleimhäute können abschwellen. Nach einem Waldspaziergang kann man befreiter durchatmen.

Neben diesen unmittelbaren Erlebnissen in der Natur war der Mensch ein sehr genauer Beobachter: Brände im Buschland und qualmende Kräuter waren wahrscheinlich der Ursprung für medizinische Räucherungen.

Wer einmal den beißenden Qualm von Beifuß gerochen hat und eventuelle Schmerzen nicht mehr spürte, wird so seine Schlüsse daraus gezogen haben. Unter anderem: Der Rauch ist nützlich.

Das legte vielleicht den Grundstein für zahlreiche Anwendungen mittels Räucherungen, die bei vielen Leiden eingesetzt wurden. Leider ist wenig darüber bekannt, wie unsere Vorfahr:innen zu bestimmten Anwendungen kamen. Wir sind froh, aus erhalten gebliebenen Quellen überhaupt die Pflanzen zuordnen zu können.

Mit der Sesshaftigkeit und der Tierzucht erfuhr auch die Pflanzenheilkunde neue Impulse. Hier ein Beispiel: Die Beobachtung, dass Kühe, die auf einer Wiese voller Klee grasen, mehr Milch geben, hat zur Voraussetzung, dass die Rindviecher gehalten werden. Grast das Milchvieh aber ausschließlich auf Rotkleewiesen, werden die Kühe nicht mehr trächtig. Die Rindviecher erhalten über die Nahrung eine hohe Dosis an östrogenartigen Verbindungen. Ist viel Östrogen im Körper vorhanden, fehlt der Trigger zur Heranreifung von neuen Eizellen: keine neuen herangereiften Eizellen, keine neue Brunst der Kühe, keine neuen Kälbchen.

Sicher wusste keiner der Bauern um die Hormone im Rotklee, aber dass sich diese Erkenntnis mal bei Frauen ausprobieren ließ, die geboren hatten und nicht gut stillen konnten, oder bei Frauen, die sich als Amme verdingten, um den Milchfluss aufrechtzuerhalten, erscheint logisch. Auch der Einfluss auf die Fruchtbarkeit wird nicht verborgen geblieben sein. Der „Stillschutz“ vor erneuten Schwangerschaften war auch unseren Vorfahr:innen bekannt.

Dass stark riechende Pflanzen vor Ungeziefer schützen können, ist in einem „Ausflug“ zum Knoblauch weiter vorn bereits beschrieben (S. 82). Ebenso, dass Kräuter ins Bettstroh gestopft wurden, um Ungeziefer fernzuhalten. Ich finde viele dieser Erkenntnisse sehr klug, unsere Vorfahr:innen hatten auch ein Weilchen Zeit, das alles zu entdecken. Hingegen wirken die synthetisch-chemische Industrie und unser derzeitiges Rezeptor-Wirkungsprinzip bei der Entwicklung von Medikamenten auf der Zeitachse sehr klein – mit gerade mal einhundertzwanzig Jahren.

EXPERT:INNENWISSEN

Gerbstoffe, Schleimstoffe, Seifenstoffe, Farbstoffe und Co.

Was machen Gerbstoffe?

Gerbstoffe wirken zusammenziehend. Dieses Zusammenziehen wird „adstringieren“ genannt. Die Gerbstoffe verbinden sich mit den Eiweißen der oberen Hautschichten und „dichten“ diese ab. Dadurch entsteht eine Schutzschicht, die Flüssigkeit zurückhält. Diese Flüssigkeit kann Blut oder ausströmendes Wasser bei Durchfällen sein. Gerbstoffe können eingenommen werden, beispielsweise schwarzer Tee ist sehr gerbstoffhaltig. Auch eine lokale Anwendung ist möglich, z. B. bei Sitzbädern mit Eichenrinde.

Was machen Schleimstoffe?

Schleimstoffe bilden im Gegensatz zu den Gerbstoffen einen Film auf dem Gewebe der Haut oder der Schleimhäute. So können diese Schichten geschützt werden. Schleimstoffe binden Wasser und können Giftstoffe aus dem Körper schleusen. Wichtige Anwendungsgebiete der Schleimstoffe sind Atemwegserkrankungen, hier helfen etwa Lindenblüten bei der Beruhigung der Bronchien. Leinsamen wiederum ist gut für die Verdauung. Beim Leinsamen funktioniert die Wirkung nicht nur über den Schleim: Er wirkt als Quellmittel. Das Volumen im Darm wird vergrößert, wodurch die Verdauung angeregt wird und sich Verstopfungen lösen.

Was machen Seifenstoffe?

Diese Substanzen sind quasi die Gegenspieler der Schleimstoffe, denn manchmal ist zu viel Schleim vorhanden: sei es beim Schnupfen oder bei Darmerkrankungen. Wie Seife setzen die „Saponine“ die Oberflächenspannung herab und verflüssigen den Schleim. Durch die Konsistenzänderung können Wirkstoffe besser ins Gewebe aufgenommen werden. Efeu ist eine Pflanze, deren Wirkung bei der Behandlung von Bronchitis auf dem Seifeneffekt beruht. Der Schleim beim Husten wird verwässert und lässt sich besser abhusten.

Was machen Bitterstoffe?

Bitterstoffe regen den Fluss des Speichels und generell der Verdauungssäfte (Magensaft, Gallenflüssigkeit) an. Hierzu ist es wichtig, dass die „Bitterkeit" von den Geschmacksknospen der Zunge wahrgenommen wird. Mit der Geschmacksqualität „bitter" erhält der Verdauungsapparat das Signal, Verdauungssäfte zu produzieren.

Können Farben heilen?

Ja! Allerdings geht es bei der Farblehre in der Phytotherapie nicht um die Wirkung der Farbe auf das Chakra oder den Gemütszustand. Bestimmte chemische Substanzen haben eine bestimmte Farbe – aus dem Chemieunterricht ist der Schwefel (gelb) vielleicht noch in Erinnerung geblieben. Hier einige Beispiele:

Farbe	Stoffe	Wirkung	Pflanze
Gelb	Flavonoide	Antioxidantien	Goldrute, Kamille, Arnika
Orange	Carotinoide	Radikalfänger	Karotten, Süßkartoffeln
Dunkelrot	Anthozyane	Antientzündlich	Schwarze Johannisbeere, Holunder

AUSFLUG

Die Weihnachtsgeschichte

Das Räuchern mit Kräutern und Harzen ist eine sehr urtümliche Anwendung zu Heilzwecken, viel urtümlicher als die Zubereitung eines Sudes. Für Letzteres wird nämlich Flüssigkeit benötigt, und frisches Quellwasser war ein rares Gut.

Im Christentum nimmt die Weihnachtsgeschichte mit der Geburt Jesu eine zentrale Rolle ein. Zur Anbetung des Kindes reisten bekanntermaßen die Heiligen Drei Könige aus dem Morgenland an. Mit dabei hatten sie Geschenke: Gold, Weihrauch und Myrrhe.

Es stellt sich die Frage, warum die drei Weisen ausgerechnet Weihrauch und Myrrhe darbrachten. Beide Ingredienzen galten als heilig, aber ebenso kostbar waren auch Edelsteine. Und dennoch entschieden sie sich für Weihrauch und Myrrhe. Nun, diese Harzsubstanzen wurden schon damals für rituelle Räucherungen benutzt – und das wahrscheinlich nicht nur wegen des wundervollen Aromas und einer nicht zu verachtenden Menge an THC-ähnlichen Substanzen (Weihrauchräucherungen können je nach Dosierung ziemlich high machen).

Viel wichtiger war wohl die Tatsache, dass Weihrauch und Myrrhe sehr hohe Konzentrationen an desinfizierenden Ölen und antientzündlichen Substanzen enthalten. Säuglinge erhielten zu Zeiten von Jesu Geburt zu Beginn noch nicht einmal Namen. Zu groß war die Säuglingssterblichkeit.

Weihrauch und Myrrhe wurden sicherlich aus rituellen Gründen als Geschenk gereicht, um das Kind zu schützen. Und das taten sie ja tatsächlich. Keime (böse, krank machende Geister) werden durch diese Räucherungen gut abgetötet, Entzündungen gemildert und Schmerzen gelindert. Für mich ist es nicht undenkbar, dass die eine oder andere Wunderheilung mit Weihrauchräucherungen in Zusammenhang steht. Die Darstellung dieser wundersamen Ereignisse ähnelt sich: Er oder sie findet zu Gott und kann wieder laufen oder wird schwanger. Doch womöglich beruhte das Wunder auf anderen Ursachen als der direkten Intervention des Heiligen Geistes oder seiner Gehilfen: Wer zu Gott betet, befindet sich üblicherweise sehr oft in der Kirche, die Messen geben eine Tagesstruktur vor, und zu ebenjener muss man sich hinbewegen. In diesen Messen atmet er oder sie unter Umständen sehr viel Weihrauch ein. Rheumatismus geht mit starken Schmerzen einher, sodass Betroffene nicht mehr laufen möchten. Eine Linderung der Beschwerden durch Weihrauch könnte möglich gewesen sein. Klinische Studien der Neuzeit konnten belegen, dass Entzündungsmediatoren durch Boswelliasäuren (Wirkstoffe des Weihrauchs) besser gehemmt werden als durch die sogenannten COX-Hemmer – zu dieser Substanzklasse gehört beispielsweise Ibuprofen. Boswelliasäuren werden durch Einatmen sehr viel besser aufgenommen und über die Lunge resorbiert, als dies über die Einnahme durch Schlucken der Fall ist. Weihrauch wirkt also hervorragend schmerzlindernd. Dem Wunder tut dies ja keinen Abbruch – schön, dass die Betroffenen wieder gehen konnten.

Übrigens, das größte Weihrauchfass der Welt, die *Botafumeiro*, hängt in Santiago de Compostela. Inwieweit hierdurch Infektionen der Pilger des Jakobsweges am Ziel und beim Drängen in die Kirche verhindert wurden oder die berauschende Wirkung der Dämpfe im Mittelpunkt steht, darüber kann an dieser Stelle nur spekuliert werden.

WAS IST PHYTOTHERAPIE?

Phytotherapie umfasst die Behandlung, Heilung, Linderung und Vorbeugung von Erkrankungen oder Befindlichkeitsstörungen mit Pflanzen(teilen), wie z. B. Blüten, Blättern, Wurzeln oder deren Bestandteilen (ätherische Öle). Die Anwendung kann durch verschiedenste Aufbereitung erfolgen. Es wird zwischen der rationalen und der traditionellen Phytotherapie unterschieden. Die rationale Phytotherapie konzentriert sich auf die Wirkung von Pflanzen auf Basis ihrer Inhaltsstoffe, während die traditionelle Phytotherapie auf Erkenntnissen der Erfahrungsheilkunde beruht.

Bis ein pflanzliches Arzneimittel auf den Markt kommt, hat es die gleichen Auflagen einer klinischen Entwicklung zu erfüllen wie ein synthetisch-chemischer Wirkstoff. Aber eine Pflanze hat keinen Patentschutz.

Dieser fehlende Patentschutz bedeutet in der Praxis, dass ein Hersteller teure Studien zur Wirksamkeit durchführt und die Konkurrenz diese problemlos mitnutzen kann. Ein Wettbewerbsvorteil ist für den initiierenden Hersteller also nicht gegeben. Eher im Gegenteil, bedenkt man die hohen Kosten. Rezepturen und Extrakte hingegen sind patentgeschützt.

Die Dosierung beispielsweise ist ein maßgeblicher Faktor für die Wirkung. Ein Beispiel: Der Kamillentee im Supermarktregal schmeckt zwar nach Kamille, hat aber ansonsten keinerlei pharmakologische Wirkung. Es ist ein Haustee. Soll die Kamille helfen, braucht es eine höhere Dosis und pharmakologisch geprüfte Kamille.

Die Dosis ist ein wichtiger Unterschied zwischen pflanzlichen Arzneimitteln und Nahrungsergänzungsmitteln (NEM). Die Hersteller von Letzteren bedienen sich oft sehr freizügig an den teuren Studien der Arzneimittelproduzenten, können aber trotz gleichen Inhaltsstoffes keine vergleichbare Wirkung garantieren. In der Regel ist in NEM eine wesentlich niedrigere Konzentration vorhanden, oder der Wirkstoff wird aufgrund der Aufbereitung gar nicht in den Körper aufgenommen.

Ein Blick aufs Etikett hilft weiter: Nahrungsergänzungsmittel dürfen keine definierte pharmakologische Wirkung haben. Dann sind es nämlich Arzneimittel und keine Nahrung oder die Ergänzung der selbigen.

EXPERT:INNENWISSEN

Health Claims und das Internet

Die Nährwert- und gesundheitsbezogenen Angaben, die sogenannten Health Claims, sind für Nahrung und Nahrungsergänzungsmittel streng reglementiert. Es gibt nur sehr wenige, denn Nahrung soll nähren, keine pharmakologischen Effekte haben. 2012 hat die Europäische Behörde für Lebensmittelsicherheit eine Liste mit EU-weit geltenden gesundheitsbezogenen Aussagen veröffentlicht, die beständig erweitert wird. Zurzeit erfasst sie 250 Claims. Die Zulassung der Werbebotschaften unterliegt dem Verbraucherschutz, allerdings kann dieser mit der Dynamik des WWW nicht immer Schritt halten, einige Gesetzeslücken sind bis heute nicht geschlossen.[14]

Am besten lässt sich diese Gesetzeslücke an einem Beispiel erklären: Irgendwie fühlst du dich unwohl, du würdest es nicht Panikattacken nennen, aber so eine gewisse Angst begleitet dich. Du informierst dich im Internet und stößt auf Piperine (Pfefferscharfstoffe). Auf einer Informationsseite steht, dass Piperine angstlösend sein können, Depressionen lindern usw. und dass diese Wirkungen in klinischen Studien nachgewiesen wurden.

Diese Informationen sind nicht falsch, allerdings wird auf den entsprechenden Seiten nicht beschrieben, wie hoch die verwendete Dosierung in den benannten „klinischen Studien" gewesen ist. Studie ist nicht gleich Studie – es ist ein riesiger Unterschied, ob etwas im Mäusemuskel oder am Menschen getestet wurde. Oft werden derlei Informationen unterschlagen oder verschwindend klein angezeigt. Trotzdem, du fühlst dich gut informiert und bist zutiefst überzeugt, dass Pfefferscharfstoffe dein Leben zum Positiven wenden können. Du klickst auf den Link zum Produkt, ein Nahrungsergänzungsmittel, das Piperine enthält, und kaufst es.

Auf dem Produkt, das du gerade erworben hast, ist nun nichts mehr von der Wirkung der Pfefferscharfstoffe zu lesen. Diese gesundheitsbezogene Aussage ist gemäß der Health-Claim-Verordnung auf dem Produkt selbst verboten. Verzeichnet ist auf diesem nur, dass Pfefferscharfstoffe enthalten sind.

Du selbst hast über die Art und Weise der Präsentation der Informationen Rückschlüsse gezogen, dafür kann der Hersteller nichts: Den Health Claim auf der Verpackung des Produktes mit den Pfefferscharfstoffen braucht es überhaupt nicht. Du kaufst das Produkt aufgrund der umfangreichen Informationen und der nachgewiesenen Wirkung in klinischen Studien. Der Verkäufer kann für deine Rückschlüsse nichts, er hat lediglich auf der einen Seite informiert und auf der anderen Seite ein Produkt verkauft. Das erfüllt eventuell den juristischen Tatbestand einer Täuschung, diese nachzuweisen, wird allerdings schwierig.

Selbstverständlich darfst du dein Geld ausgeben, wofür du möchtest. Aber manche NEM-Hersteller haben leider nur begrenzt Ahnung von dem, was sie da unter die Leute bringen. Einige Produkte sind abenteuerliche Mischungen mit teilweise ernsten gesundheitlichen Konsequenzen.

Was bei gesunden Menschen bestenfalls nicht schadet, kann für Personen mit Vorerkrankungen oder mit regelmäßiger Medikamenteneinnahme gefährlich werden. Bleiben wir beim genannten Beispiel der Pfefferscharfstoffe – Piperine: Es gibt ein Produkt, das Frauen Luststeigerung im Alltag verspricht. Neben ein bisschen Rohkakao und einer homöopathischen Dosis Macawurzel sind Pfefferscharfstoffe enthalten. Das Produkt ist richtig teuer – also muss es gut sein, suggeriert das Marketing.

Es wird explizit darauf hingewiesen, dass 2 mg Piperine pro Kapsel enthalten sind, das ist die Tagesdosis. So weit, so gut. Pharmakologische Effekte sind in Studien jedoch erst ab einer Dosis von 10 mg/d beschrieben. Die Pfefferscharfstoffe wirken schon mal nicht, es sei denn, du schluckst fünf der ohnehin schon überteuerten Kapseln am Tag.

Leider kann diese niedrige Dosierung jedoch ernste Nebenwirkungen in Verbindung mit Arzneimitteln hervorrufen. Piperine erhöhen nachweislich die Aufnahme von Wirkstoffen wie Hormonen und anderen kritischen Substanzen, die genau dosiert werden müssen. Gerade bei der Einnahme von Blutverdünnern kann es sehr schnell gefährlich werden. Entsprechende Warnhinweise zu möglichen Wechselwirkungen fehlen auf dem Produkt – es ist ja nur Nahrungsergänzung. Bei Arzneimitteln hingegen sind diese gesetzlich vorgeschrieben.

RISIKEN DER PHYTOTHERAPIE

Die Bezeichnung Risiken ist für viele in Zusammenhang mit Pflanzenkunde erst mal irritierend, handelt es sich doch ausschließlich um natürliche Inhaltsstoffe. Das kann doch nicht schädlich sein, denken viele.

Ich werde tatsächlich sehr oft mit Anschauungen dieser Art konfrontiert: Die grundsätzlich falsche und auch gefährliche Einschätzung ist, dass Pflanzenmedizin eine sanfte Medizin sei. Durch diese Annahme werden Risiken und Nebenwirkungen heruntergespielt. Untermauert wird diese Annahme durch die Überflutung des Marktes mit Nahrungsergänzungsmitteln (NEM).

In der Pflanzenheilkunde ist sehr viel Halbwissen vorhanden. Gegen die Selbstsammlung von Heilkräutern ist nichts einzuwenden, solange die gesammelten Kräuter nicht unter Naturschutz stehen. Bewegung an der frischen Luft und sinnvolle, schöne botanische Beschäftigungen sind ein tolles Hobby. Von den selbst gesammelten Kräutern sollte aber keine definierte medizinische Wirkung erhofft werden. Mehr als einmal habe ich in meiner Praxis erlebt, dass Hilfesuchende behaupteten, eine bestimmte Pflanze wirke bei ihnen nicht – hätten sie bereits ausprobiert. Erst bei sehr genauem Nachfragen wurde klar, dass es sich um Heilpflanzen aus Selbsttrocknung oder um ein NEM handelte, aus denen der gewünschte Effekt nicht eintreten konnte, denn die Wirkstoffe waren nur in geringen Mengen enthalten.

Um das Ganze noch weiter zu verkomplizieren: Von manchen seriösen Phytotherapeutika-Herstellern wird die „Krücke" über ein NEM genutzt, da es schlichtweg zu teuer wäre, ein Arzneimittel zu entwickeln, um die pflanzlichen Wirkstoffe im Markt zu halten. Den Unterschied auszumachen, ist für die Laien schlichtweg unmöglich – hierfür braucht es dann klinische Pharmakolog:innen.

Es gibt ein weiteres Risiko, auf das ich an dieser Stelle hinweisen möchte, das aber nicht zwingend mit der Phytotherapie zu tun hat.

Krankheitssymptome sind Anzeichen des Körpers, dass irgendetwas nicht stimmt. Manchmal sind diese Symptome auch die Anzeichen einer schweren Erkrankung, die fachfremde Personen nicht erkennen können und daher falsch einschätzen. Auch bei leichten, aber andauernden Befindlichkeitsstörungen sind der Selbsttherapie Grenzen gesetzt, auch mit pflanzlichen Arzneimitteln.

Ein Beispiel aus meiner Praxis: eine Frau Ende vierzig, der Naturheilkunde sehr zugetan, sportlich und aktiv. Ihre aufkommenden Schlafstörungen, verbunden mit starkem Schwitzen in der Nacht, hielt sie für Symptome des Klimakteriums, ihre extreme Müdigkeit für das Resultat nächtlicher Schweißattacken. Ihre Hitzewallungen ertrug sie tapfer, um nicht zuzunehmen, stellte sie ihre Ernährung um und fand es zunächst beglückend, tatsächlich abzunehmen. Für die eine oder andere Beschwerde fand sie stets Erklärungen, die in ihr Bild der Wechseljahresbeschwerden passten. Als sie sich in der Phytosprechstunde vorstellte, war sie untergewichtig, fiebrig und in einem reduzierten Allgemeinzustand. Im Endeffekt waren ihre Symptome die Auswirkungen einer bösartigen Bluterkrankung, die zum Glück noch rechtzeitig erkannt und erfolgreich behandelt werden konnte – aber nicht mit Pflanzenheilkunde. Ein seltener Einzelfall. Dennoch: Regelmäßige medizinische Check-ups sind sinnvoll.

Kleiner Merksatz: Wenn deine Krankenkasse etwas bezahlt, dann solltest du diese Vorsorge unbedingt wahrnehmen.

Ein weiteres Risiko der Pflanzenheilkunde, auf das an dieser Stelle hingewiesen werden muss, sind Allergien! Während allergische Reaktionen bei Arzneimitteln auf eine Substanz oder Substanzklasse beschränkt sind, wird es bei der Pflanzenheilkunde komplexer. Es wird zwar in vielen Büchern behauptet, dass beispielsweise Pollenallergien nur bei Behandlung mit den Blüten einer Pflanze eine Rolle spielen – aus meiner Erfahrung stimmt das aber nicht. Manchmal ist es der Lindenblättertee, der nie ganz pollenfrei ist. Anstatt die Halsschmerzen zu bessern, trägt er durch die Unterhaltung einer leichten allergischen Reaktion dazu bei, dass diese noch länger bestehen bleiben.

Abschließend komme ich auf ein Risiko aus der Pflanzenheilkunde, das es wirklich in sich hat: Toxizität! Giftig! Dabei geht es nicht um die Giftpflanzen, die wir Menschen grundsätzlich nicht einnehmen sollten – es sei denn halluzinogene Wirkungen wie vom Stechapfel sind gewünscht. Wenn das der Fall ist, viel Spaß – aber bitte nicht als Teeaufguss, siehe hierfür das Kapitel „Zubereitung“, S. 119.

Mir geht es bei der Giftwirkung um die schleichenden Gifte. Bei aller Beobachtungsgabe und dem Schatz an Empirie, auf den wir in seriöser Pflanzenmedizin und Ethnopharmazie zurückgreifen können, in den traditionellen Anwendungen sind negative Langzeitwirkungen häufig nicht ausreichend beschrieben.

Das betrifft einerseits Schäden an den Entgiftungsorganen wie der Leber oder der Niere. Eine gelbe Gesichtsfarbe, die darauf deuten lässt, aber erst Tage nach der Einnahme von schädlichen Pflanzen auftaucht, wird oftmals nicht mit der Arzneipflanze in Zusammenhang gebracht.

Andererseits sind die Genotoxizität (Schäden am Erbgut), die Kanzerogenität (Stoffe, die Krebswachstum begünstigen können) sowie die Reproduktionstoxizität (Schäden an den Eizellen oder der Nachkommenschaft) möglich. Vom Alkohol sind diese bekannt, auch vom Tabak, der ebenfalls eine Pflanze ist. Glücklicherweise sind derlei Schäden nur selten und nach regelmäßiger Einnahme zu beobachten.

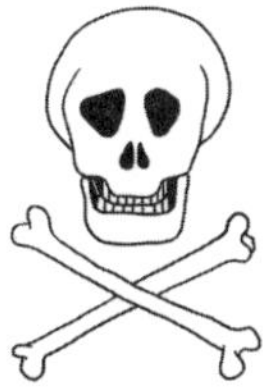

Ich hoffe, dass alle diese Risiken nicht zu ernüchternd waren. Ich habe diese aufgeführt, um in aller Deutlichkeit klarzustellen, dass die Pflanzenmedizin keine sanfte Medizin ist. Das Gegenteil ist der Fall: Wir beschäftigen uns mit hochwirksamen Medikamenten, die aufgrund ihrer vielfältigen Wirkungen mehrere Symptome gleichzeitig lindern können. Manchmal bietet die Pflanzenmedizin auch andere therapeutische Möglichkeiten für Frauen, bei denen die konventionelle Medizin an Grenzen gestoßen sein kann.

EXPERT:INNENWISSEN

Allergien

In der Phytotherapie gibt es zwei Haupttypen von allergischen Reaktionen. Der Typ 1 ist der Klassiker, die Sofortreaktion. Das Allergen kommt in den Körper, beim ersten Mal gibt es unter Umständen nur eine leichte Reaktion. Bei einer Wiederholung kann es lebensgefährlich sein: Immunzellen, die „gemästet" sind mit entzündungsauslösenden Chemikalien und entsprechend den wundervollen Namen Mastzellen tragen, platzen. In ihrem Inneren befand sich Histamin. Der Stoff lässt die gesamte Entzündungs-Notfall-Mannschaft des Körpers anrücken. Es kommt zur Schwellung des Gewebes – was sehr ungünstig ist, wenn es die Luftröhre betrifft. Ein Paradebeispiel dieser akuten Reaktion sind im Sommer Insektenstiche.

Der zweite Typ, der in der Pflanzenheilkunde zu beobachten ist, nennt sich Spättyp. Die Immunreaktionen finden üblicherweise auf der Haut statt und können sich über Jahre entwickeln. Nickelallergie ist ein klassisches Beispiel. Sogenannte Kreuzallergien sind selten. Leider betrifft eine dieser seltenen Ausnahmen eine Pflanzengattung, die in der Phytotherapie häufig eingesetzt wird: die sogenannten Korbblütler. Zu den Korbblütlern gehören wundervolle Kräuter wie Kamille, Schafgarbe, Mutterkraut und Arnika.

Vor allem für die Behandlung von Beschwerden in der Intimzone spielt die Allergieneigung eine zentrale Rolle – Zäpfchen und ätherische Öle sollten bei vielfältigen Allergien nicht oder nur mit größter Vorsicht angewendet werden und gehören in die Hände einer Fachperson.

AUSFLUG

Festtrunk und Medikament – Kava-Kava

Polynesischer Rauschpfeffer gehörte als Kava-Kava-Trunk bei Festen in Polynesien oft dazu. Er hat eine angstlösende und entspannende Wirkung. Kein Wunder, dass sich „die Wissenschaft“ genauer dafür interessierte. Tatsächlich konnten die beschriebenen Eigenschaften sogar in einer Untersuchung der Hirnwellen nachgewiesen werden: Diese harmonisierten sich, was ein Anzeichen für Entspannung ist. Danach ging alles sehr schnell: Auf Basis dieser Erkenntnisse und der traditionellen Verwendung erfolgte eine Zulassung in Deutschland. Fast alle Allgemeinärzt:innen, Psycholog:innen oder Psychiater:innen empfahlen das Wundermittel in den späten 1990er-Jahren.

Ein Punkt war bei der täglichen Anwendung wahrscheinlich übersehen worden. Ich bestehe auf „wahrscheinlich“, denn die Diskussionen in Foren und Fachpresse dauern an, Zulassungen wurden entzogen, rechtlich wieder erstritten usw. Die ursprüngliche Anwendung des Kava-Kava fand zu besonderen Anlässen statt und mitnichten täglich. Bei der täglichen Anwendung von Kava-Kava kam es zu Sicherheitsbedenken bezüglich der Leber. Es war bei Einnahme über Leberschädigungen berichtet worden. In Deutschland wurde die Zulassung widerrufen, und es sind nur noch homöopathische Heilmittel mit Kava-Kava zugelassen – der Handel mit NEMs im Internet floriert indessen.

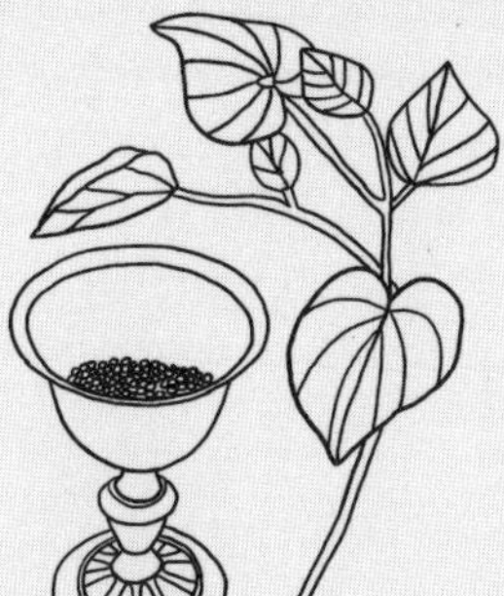

WAS IST AROMATHERAPIE?

Pflanzen produzieren ätherische Öle, um sich vor Fressfeinden zu schützen oder beispielsweise Bestäuber anzulocken. Ein ätherisches Öl ist dadurch gekennzeichnet, dass es bei vergleichsweise niedrigen Temperaturen verdampft.

Per definitionem ist die Aromatherapie die Anwendung von ätherischen Ölen zur Behandlung, Vorbeugung und Linderung von Erkrankungen. Man unterscheidet zwischen Aromatologie – der Aufnahme von ätherischen Ölen in den Körper (z. B. durch Inhalieren, Einreiben oder Schlucken) – und der Aromachologie. Letzteres bezeichnet die Wirkung von Düften auf die Stimmung des Menschen. Diese Unterteilung ist auch die Beschreibung eines grundlegenden Problems. Düfte, also bei Raumtemperatur verdampfende ätherische Öle, haben stets eine Geruchskomponente. Der Geruchssinn ist unser ältester Sinn und sehr eng mit der Gefühlsebene verknüpft, sei es Entspannung, Ekel oder sinnliches Wohlbefinden. Gerüche lösen im Nervensystem die Ausschüttung von Botenstoffen aus. Inwiefern eine Wirkung dann erlernt oder „echt" ist, lässt sich in klinischen Studien, die idealerweise placebokontrolliert (Scheinmedikamentengabe) sind, nur schwer herausfinden. Hierzu bräuchte es Probanden mit einer Anosmie, also der Unfähigkeit, Gerüche wahrzunehmen. Mir ist bisher keine Studie dieser Art bekannt.

Etwas einfacher als die generelle Wirkung auf den Körper ist die Bestimmung der Wirksamkeit von ätherischen Ölen auf Bakterien und andere Mikroorganismen. Hier werden bestimmte Konzentrationen eines ätherischen Öls auf eine Petrischale gegeben. Auf dieser Petrischale wurden vorher Bakterien angezüchtet – so wie es auch schon Alexander Fleming bei der „Entdeckung" des Penicillins gemacht hat. Anhand des Wachstums der Bakterien bzw. des fehlenden Wachstums kann die sogenannte minimale Hemmkonzentration (MIK) bestimmt werden: Welche Konzentration eines ätherischen Öls lässt die Keime nicht mehr wachsen? Diese Methode wird Aromatogramm genannt.

Obwohl die Aromatherapie schon seit 1993 im Lehrplan des Medizinstudiums steht, kennen sich wohl die wenigsten meiner Fachkolleg:innen wirklich aus. Auch innerhalb der Naturheilkunde führt die Aromatherapie fast ein Schattendasein, zumindest in Deutschland. In Frankreich und Großbritannien ist diese wesentlich weiter verbreitet und in den Händen von medizinisch ausgebildeten Aromatherapie-Fachkundigen. Das ist etwas anderes als ein/e Heilpraktiker:in.

Da das wissenschaftliche Interesse an der Aromatherapie (noch) relativ gering ist, lässt diese hochwirksame Therapiemöglichkeit sehr viel Spielraum – dieser wird leider nicht nur von seriösen Anbietern genutzt.

EXPERT:INNENWISSEN

Breitbandätherika

Diesen Begriff gibt es leider noch in keinem Wörterbuch. Ich habe ihn mir ausgedacht, den kennt noch nicht mal Google. Bei Antibiotika wird von Breitbandantibiotika gesprochen, wenn diese gegen viele verschiedene Bakterienarten wirken. Bei ätherischen Ölen bestimmter Pflanzen ist es ebenso: Sie vernichten viele verschiedene Bakterien, Pilze, Einzeller und anderes Getier.

Das Teebaum- oder Niaouliöl gehört zu den Breitbandätherika. Nun jedoch den Rückschluss zu ziehen, nur noch dieses universal zu verwenden, ist falsch. Wirkung und Nebenwirkungen gehen oft Hand in Hand – so ist Teebaumöl unglücklicherweise auch ziemlich gewebereizend und sollte nicht ohne Not und langfristig eingesetzt werden, es werden damit nämlich auch nützliche Keime weggekickt.

Obwohl ätherische Öle alle unterschiedlich riechen, können diese Vielstoffgemische in verschiedenartige Wirkstoffgruppen gegliedert werden. Ich möchte hier jetzt keinen weiteren Chemiekurs eröffnen – für die hierin Vorgebildeten kann jedoch gesagt werden, dass Monoterpen-Aldehyde und -Phenole generell eine ganz gute Wirksamkeit gegen Pilze aufweisen.

AUSFLUG

Das Geruchsgedächtnis

Unser Geruchsgedächtnis beachten wir viel zu selten, bzw. wir können es nur schwierig einordnen, und manchmal entführt es uns auf eine Art Zeitreise. Unabänderlich sind bestimmte Erfahrungen oder Erlebnisse mit Gerüchen verbunden. Ich selbst war erst kürzlich Zeugin: Ich holte meine Kinder aus einem Ferienlager ab. Die mittlerweile in die Jahre gekommenen Gebäude waren zwar renoviert worden, aber die Grundsubstanz war erhalten geblieben. Der Geruch traf mich wie aus heiterem Himmel: Dass ich im Alter von etwa drei Jahren schon mal dort gewesen war, wusste ich von Bildern – allerdings spülte der Geruch Erinnerungen hoch, die nicht auf Bildern festgehalten worden waren. Ich verspürte den unbändigen Drang, durch den Flur zu hopsen und ein bestimmtes Lied zu trällern – ein emotionales Erlebnis, das einem Flashback nahekam.

Ein gängiger Tipp, den du hoffentlich kennst, ganz unabhängig von der medizinischen Wirkung, ist die Verlängerung des Urlaubsgefühls bzw. das Abrufen dieses. Nutze im Urlaub ein anderes Duschgel oder eine Körpercreme, ein bestimmtes Parfum, und zwar eines, das du bisher noch nie verwendet hast. Nimm es mit nach Hause, und lass ein paar Tage vergehen. Benutzt du es dann wieder, beamst du dich förmlich zurück in den Urlaub.

Derart enge emotionale Erlebnisse machen es schwierig, eine klinische Wirkung herauszuarbeiten. Wenn die Mutter bei schlimmem Husten eine bestimmte Salbe auf die Brust gerieben hat, ist der Geruch dieses Erkältungsbalsams nicht nur mit dem ätherischen Öl, sondern auch mit der Berührung und der liebevollen Geborgenheit verknüpft.

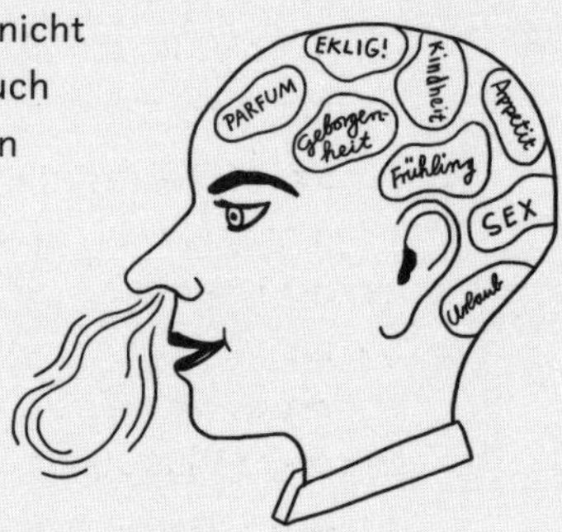

WIE HELFEN PFLANZEN BEI HARNWEGSINFEKTEN UND BLASENENTZÜNDUNGEN?

Eine der ersten Maßnahmen zur Behandlung von Blaseninfekten besteht heutzutage in der Verwendung von Tee. Während die Flüssigkeitsaufnahme bereits einen „ausspülenden" Effekt hat, können zugesetzte Kräuter diese Effekte verstärken. Generell muss zwischen einem Haustee und einem Arzneitee unterschieden werden. „Aromatisierst" du das Wasser mit einem Teebeutel aus dem Supermarkt, wo Kamille draufsteht, so mag das Gebräu vielleicht geschmacklich an Kamille erinnern, aber keine Wirkung haben, die dieser Pflanze zugeschrieben werden kann. Die Dosis macht nicht nur das Gift, sondern auch die Wirkung. Hier kommt dann der Arzneitee ins Spiel (siehe S. 114).

Die Grundregeln für die Kräuterauswahl zur Behandlung eines Harnwegsinfekts sind stets gleich. Es gibt vier Grundprinzipien:

1. Sie wirken ausspülend, erhöhen die Harnmenge.
2. Sie wirken entkrampfend.
3. Sie wirken schmerzlindernd und entzündungshemmend.
4. Sie wirken desinfizierend und keimtötend.

Schauen wir nun genauer darauf, wie Pflanzen diese unterschiedlichen Wirkungen bewerkstelligen und welche Prinzipien zugrunde liegen.

1. Die ausspülende Wirkung, die in der Pflanzenheilkunde genutzt wird, funktioniert, über
   a. Mineralstoffe in den Pflanzen. Brennnesselblätter sind sehr reich an Kalium. Um dieses Kalium aus dem Körper wieder zu entsorgen, gibt die Niere alles und scheidet viel mehr Wasser aus, als sonst nötig wäre, wenn du normale Flüssigkeit trinkst. Schachtelhalm enthält viel Kieselsäure, auch diese benötigt mehr Flüssigkeit, um den Körper wieder zu verlassen.
   b. Pflanzen können Zuckerbausteine enthalten wie die Mannose und spülen durch Osmose aus. Mit dem ursprünglichen

Manna (von dem das Wort Mannose abgeleitet ist) könnte übrigens der Saft der Esche gemeint gewesen sein. Auch Birkenblätter enthalten einen Zucker, der ausspülend wirkt.

c. Ein anderes Wirkprinzip haben die in den pflanzlichen Bestandteilen enthaltenen ätherischen Öle. Die ätherischen Öle reizen das Gewebe der Niere, dadurch wird die Durchblutung gesteigert und die Urinmenge erhöht. Sie sollten bei entzündlichen Veränderungen der Niere, also bei einem schon aufgestiegenen Harnwegsinfekt, nicht eingesetzt werden, da sie die Situation nur verschlimmern. Dieses Prinzip (z. B. bei Wacholderbeeren) beruht auf der Reizung des Nierengewebes.

2. Entkrampfung heißt im Mediziner-Deutsch „spasmolytisch" und wirkt schmerzmildernd. Die Wirkung wird direkt an den Muskelzellen erreicht. Anders als bei der Muskulatur, die du beim Gehen benutzt, handelt es sich hier um die sogenannten glatten Muskelzellen. Diese finden sich im Magen-Darm-Trakt, in der Gebärmutter und auch in den Harnwegen. Für diese Muskelzellen ist dein vegetatives Nervensystem verantwortlich, und das unabhängig von deiner aktiven Kontrolle.
   Es gibt pflanzliche Krampfhemmer, die starke Nebenwirkungen haben, da sie auf zentraler Ebene (deine zentrale Ebene ist dein Gehirn) die Krampfbereitschaft der glatten Muskulatur des Körpers beeinflussen – von Nachtschattengewächsen mit Atropin wie der Tollkirsche hast du sicherlich schon mal gehört, ebenso von Schlafmohn (Papaverin), der ähnliche Wirkungen auf die glatte Muskulatur hat. Diese Substanzen haben ein hohes Suchtpotenzial. Jede Menge Nebenwirkungen und Halluzinationen sind aber nicht unbedingt das, was heute als akzeptabel bei der Behandlung von Schmerzen beim Urinieren gilt.
   Glücklicherweise gibt es auch Pflanzen, die direkt an den glatten Muskelzellen wirken und z. B. über die enthaltenen ätherischen Öle für Entspannung sorgen, wie Gänsefingerkraut, Beifußkraut und Liebstöckelblätter.

3. Für die direkte Schmerzlinderung sorgen in den meisten Fällen sogenannte Salicylate. Falls dir der Begriff irgendwie bekannt vorkommt, dann wahrscheinlich von der Acetylsalicylsäure, auch bekannt als Aspirin®. Letztlich war das nämlich gar keine Neuentdeckung, sondern nur eine chemische Veränderung von bereits lang genutzten natürlichen Schmerzhemmern, die beispielsweise in der Weiderinde oder dem Mädesüß vorkommen. Bevor du jetzt bei der nächsten Migräneattacke auf Weidenzweigen herumkaust, weil in der Apotheke Versorgungsmangel herrscht: Die Wirkung der natürlichen Salicylate setzt langsamer ein als beim synthetischen Wirkstoff.
4. Die Pflanzen, welche desinfizierend und bakterienhemmend auf die Erreger von Blaseninfektionen wirken und traditionell hierfür verwendet werden, finde ich faszinierend. Dass Mikroorganismen die Ursache für Infektionen sind, wurde zwar bereits seit dem 1. Jahrhundert vermutet, doch erst mit Robert Koch und Louis Pasteur wurden die Ansteckungstheorien zweifelsfrei nachgewiesen. Zur Behandlung von Harnwegsinfekten wurden von alters her schon ohne die genaue Kenntnis der Krankheitserreger Pflanzen eingesetzt. Diese enthalten u. a. zumeist
   a. Arbutine: Bärentraubenblätter
   b. Senfölglykoside: Kapuzinerkresse, Meerrettichwurzel
   c. Alliine: Knoblauch
   d. Flavonoide: Goldrute
   e. Procyane: Preiselbeerfrüchte

Viele der Arzneiteerezepturen haben einen entscheidenden Nachteil: Sie schmecken nicht gut. Die Wirkstoffe sind oft Bitterstoffe, davon dann bis zu 2 Liter am Tag zu trinken, ist eine Herausforderung und erfordert einen gewissen Leidensdruck. Im Praktikum sind ein paar Rezepte zusammengestellt, die eventuell nicht ganz so herb schmecken und trotzdem wirken.

EXPERT:INNENWISSEN

Zubereitung von Arzneitee

Die Zubereitung eines Arzneitees hat nichts von der Herstellung eines Zaubertrankes, allerdings gelten klare Vorschriften. Pharmakologisch gesehen ist der Arzneitee ein wässriger Auszug. Dieser kann als

- *Aufguss (Übergießen mit heißem Wasser, z. B. Kamillenblüten),*
- *Dekokt (Abkochen für einen bestimmten Zeitraum, z. B. Baldrianwurzel) oder*
- *Kaltmazerat (Einweichen in kaltem Wasser mit evtl. kurzer Erwärmung, z. B. Eibischwurzel) zubereitet werden*

Der Tee sollte stets frisch zubereitet werden, und die Zubereitungsvorschriften sollten unbedingt beachtet werden, und zwar von A bis Z (von Abkochungen bis Ziehzeiten). Ziehen sollte ein Arzneitee immer in einem abgedeckten Gefäß, damit flüchtige ätherische Öle nicht verloren gehen. Aus Pflanzen mit potenziell giftigen Inhaltsstoffen wie Stechapfel sollten keine Abkochungen gemacht werden, da die Dosierung nicht gut steuerbar ist. Ein Arzneitee sollte nicht oder nur sehr wenig gesüßt werden, wichtige Inhaltsstoffe können sonst gebunden werden.

Mehr zu den Zubereitungsregeln findest du im „Praktikum" (S. 119).

WIE HELFEN PFLANZEN BEI VULVO-VAGINALEN INFEKTIONEN?

In den vorherigen Kapiteln hast du sehr viel über Fehlbesiedelungen mit Keimen von verschiedenen Bereichen der Intimzone gelernt. Ähnlich wie bei Harnwegsinfekten gibt es unterschiedliche Wirkprinzipien, die bei der Behandlung von Infektionen durch Keime angewendet werden. Generell ähneln sich die Behandlungsansätze und sollen hier nicht noch einmal wiederholt werden. Eine kleine Zusammenfassung gibt dir einen guten Überblick:

1. Ätherische Öle wirken lokal direkt auf die verschiedenen Krankheitserreger und sollten spezifisch dafür ausgewählt werden. Die Verwendung kann über die Haut (Creme oder Vaginalzäpfchen) oder durch „Bedampfen" erfolgen. Über diese Behandlungsmethode erfährst du mehr im „Praktikum".
2. Nach einer Sanierung oder dem Aufbau einer nützlichen Darmflora durch Probiotika kann eine pflanzliche Stabilisierung der Mikrobiome des Darmes erfolgen. Im klassischen Sinne handelt es sich dabei nicht um Phytotherapie.
3. Verbesserung der (Schleim-)Hautbarriere der Intimzone durch Gerbstoffe, Pflegestoffe und Befeuchtung.

Herzlichen Glückwunsch!

Du hast die Grundkurse und den Leistungskurs der Schlüpferakademie *erfolgreich absolviert. Ich habe versucht, die Theorie so anschaulich wie möglich zu halten und mit Ausflügen entsprechend abwechslungsreich zu gestalten. Ich hoffe, du konntest den vielen Fakten und Zusammenhängen folgen.*

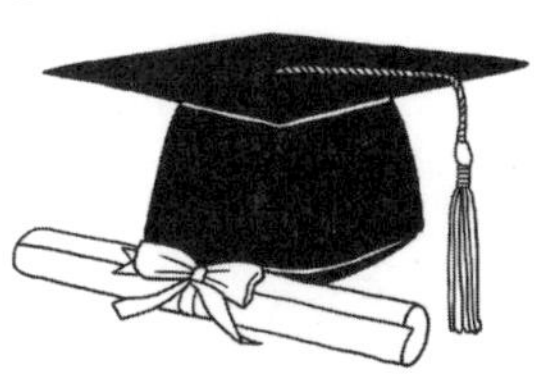

Nun darfst du gespannt sein und dich in die Praxis stürzen.

TEIL 3

PRAKTIKUM

EINFÜHRUNG

Möglicherweise hast du die ersten Kapitel übersprungen, weil du dich mit der Materie gut auskennst und du vornehmlich an Tipps aus der Praxis interessiert bist. Dann ist dieser Part genau richtig für dich. Im Praktikum der *Schlüpferakademie* geht es speziell um die Verwendung von Heilpflanzen – inklusive eines ausführlichen Pflanzenalmanachs (ab S. 178). Solltest du KEINE Fachkolleg:in sein, beachte bitte unbedingt meinen Hinweis, dass dieses Buch keine professionelle Untersuchung und Beratung ersetzen kann und will.

Bevor es im praktischen Teil um das „*Was* können wir *wann* einsetzen" geht, müssen wir uns zunächst das *Wie* genauer anschauen. Hierunter sind die gängigen Zubereitungsformen und Einsatzmöglichkeiten pflanzlicher Mittel zusammengefasst. Natürlich traue ich meiner Leserschaft zu, ein Fußbad zu richten und sich einen heißen Waschlappen auf die Vulva zu pressen, allerdings bin ich mir nicht ganz sicher, ob der Unterschied in der Zubereitung zwischen einem Haustee und einem Arzneitee bekannt ist.

Solltest du genaue Kenntnis darüber haben, was ein Mazerat ist und wie es sich von einem Dekokt unterscheidet – super, du kannst die nächsten Seiten überblättern.

Um Verwunderung vorzubeugen: Ich werde hier keine Grundlagen zur Herstellung von Salben, Cremes oder hochprozentigen Tinkturen geben, denn diese schaden in Laienhänden oft, da die Rezepturen meist nicht genau eingehalten oder alte ätherische Öle und Pflanzen mit starker Pestizidbelastung verwendet werden. Das kann gern die Apotheke deines Vertrauens für dich übernehmen.

ZUBEREITUNG UND ANWENDUNG VON PFLANZEN(TEILEN)

Pflanzen bzw. pflanzliche Wirkstoffe mit Wasser zuzubereiten, ist heute der größte Anwendungsbereich in Laienhänden, sei es zur Einnahme von Tee oder zur lokalen Verwendung für Umschläge. Heute? Richtig! In früheren Zeiten war sauberes Wasser oft Mangelware, und spätestens nach der Industrialisierung labten sich die Menschen nicht mehr an frischen Bergquellen. Kräuterschnäpse kommen nicht von ungefähr: Alkohol desinfiziert (wenngleich er die Leber belastet) und löst Wirkstoffe. Auch Räucherungen sind von unseren Vorfahr:innen oft eingesetzt worden.

Infus – Heißwasserauszug

Beim Infus werden die Pflanzen(teile) mit heißem Wasser überbrüht; im Gegensatz zu einem Sud wird ein Infus in der Regel getrunken. Es gibt eine einfache Eselsbrücke: INfus hat frau INtus.

Der Infus kommt gemeinhin dem Haustee am nächsten. Blätter und Blüten von Pflanzen oder andere fein zerkleinerte Bestandteile wie Pflanzenrinden werden mit heißem bis kochendem Wasser übergossen. Dabei ist es wichtig, die angegebenen Ziehzeiten genau zu beachten. Nehmen wir als Beispiel den Salbei – eine meiner Lieblingspflanzen: Viele mögen Salbei als Heilkraut nicht, weil er ihnen zu bitter ist. Schmeckt der Salbeitee jedoch bitter, waren die Blätter zu lange im Wasser.

Ist die Ziehzeit länger als 5 Minuten, lösen sich auch die Bitterstoffe. Das ist für die Wirkung von Salbei oft unnötig. Bitteren Salbeitee zu trinken, stellt eine Herausforderung dar und vermindert unter Umständen die Compliance. Als Compliance wird in der Fachsprache die Therapietreue der Patient:innen bezeichnet, also ob Person XY die verschriebenen Mittel entsprechend den Vorschriften einnimmt.

Ein weiterer Unterschied zum Haustee besteht darin, dass der Arzneitee stets in einem geschlossenen Behältnis ziehen sollte. So wird verhindert, dass die flüchtigen ätherischen Öle zwar die Raumluft beduften, ansonsten aber „verduftet" sind. Grundsatz: Immer einen Deckel auf die Kanne oder das Glas setzen!

Mazerat – Kaltwasserauszug

Mazerieren hört sich wie eine sehr schwierige Prozedur an. Doch wusstest du, dass du Wäsche mazerierst, wenn du diese einweichst, um Flecken besser entfernen zu können? Mazerieren kann grob auch mit „einweichen“ übersetzt werden.

Bei dieser Zubereitungsform werden die wasserlöslichen Inhaltsstoffe quasi durch Einweichen in kaltem oder erwärmtem Wasser aus den Pflanzen geholt. Das macht sich gut bei zarten Blüten, deren Wirkstoffe hitzeempfindlich sind.

Mit dieser Zubereitung kann auch ausgewählt werden, welche Stoffe gelöst werden: Gerbstoffe z. B. lösen sich in kaltem Wasser nur sehr schlecht, in heißem Wasser allerdings ganz gut! Beim Mazerat sollte darauf geachtet werden, dass die Einweichzeit eingehalten und abgekochtes Wasser verwendet wird, sofern die Flüssigkeit getrunken wird. Sonst kann es sein, dass es neben den wundervollen Wirkstoffen auch diverse Keime schaffen, sich deinen Darm und dessen Bewohner mal genauer anzuschauen. In der Regel ist das nicht von Vorteil.

Dekokt – Abkochung

Suppenhühner und Fleischknochen werden „dekoktiert“. Auch hinter diesem eher schwierigen Begriff steht ein eigentlich einfacher Prozess – „auskochen“ beschreibt es am treffendsten.

Im Gegensatz zu den zarten Blättern und Blüten, die mazeriert werden, ist die Abkochung ideal für die Lösung von Wirkstoffen aus Rinden, Hölzern und Wurzeln. Dabei kann die Abkochzeit von wenigen Minuten bis zu Stunden variieren.

Aus den drei Grundprinzipien – Infus, Mazerat und Dekokt – kann es in den Zubereitungsvorschriften auch stets Kombinationen geben. So können vor allem Zubereitungen mit Baumrinden zunächst eine Mazeration über mehrere Stunden erfordern und dann noch eine längere Abkochung, um die Inhaltsstoffe zu lösen.

Sitzbäder

Manchmal ist Deutsch sehr einfach – die Möglichkeiten, Worte zusammenzusetzen, sind fantastisch. Denn obwohl auch in einer Badewanne üblicherweise gesessen wird, steht die Tätigkeit beim Sitzbad im Mittelpunkt. Allen ist klar, dass es darum geht, die Körpermitte in Flüssigkeit zu tunken, üblicherweise in Wasser. Immerhin ist ein Sitzbad wesentlich ökonomischer als ein Vollbad, insbesondere dann, wenn es um die Linderung von Beschwerden geht.

Die sogenannte Balneotherapie (Bädertherapie), die ein Teil der Hydrotherapie (Wassertherapie) ist, unterscheidet neben den Zusätzen, die in ein Sitzbad gegeben werden, hauptsächlich zwischen den Temperaturen. Es gibt kalte Sitzbäder, die bei Hämorrhoiden angewendet werden, aber auch bei Erkrankungen, die mit starkem Juckreiz verbunden sind. Bei Infektionen werden warme Sitzbäder empfohlen: Die Wassertemperatur liegt bei 37–40 °C, die Badedauer bei 10–15 Minuten. Auch möglich sind Sitzbäder mit aufsteigenden Temperaturen (es wird beim Baden mehr und mehr heißes Wasser zugegeben).

Interessanterweise gibt es in vielen Haushalten zwar elektrische Dosenöffner, aber keine Sitzbadewanne, die weder Strom noch eine App benötigt. Das ist sehr schade. Gerade wenn sich Infektionen häufen, sollte über eine Anschaffung nachgedacht werden. Es gibt kostengünstige Einsätze für die Toilette, sogar in faltbarer Form und damit platzsparend.

Warme Sitzbäder ohne Zusätze sind bei Blaseninfekten sehr wohltuend, um Schmerzen zu kontrollieren. Kamillenblüten sind der Klassiker als Badezusatz. Mit gerbstoffhaltigen Pflanzen, z. B. Eichenrinde, sind sie hervorragend geeignet, Verletzungen nach einer Geburt positiv zu beeinflussen oder lästige Hämorrhoiden zu besänftigen.

In Sitzbädern empfehle ich meinen Patient:innen in der Regel Pflanzen und Pflanzenteile, keine ätherischen Öle. Diese sollten aufgrund der hohen Konzentration der Wirkstoffe nicht in direkten Kontakt mit der Haut der Intimzone kommen. Falls doch, sind Dosierungen unbedingt genauestens einzuhalten.

Vorsicht ist geboten, wenn es um die Behandlung von Pilzinfektionen geht – viele der Pilze fühlen sich in feuchtwarmen Gebieten sehr wohl. Kühlende Sitzbäder oder Umschläge sind dann viel besser und können hilfreich gegen den Juckreiz sein.

Dampfsitzbad – Steaming

Dampfbäder erfreuen sich nicht erst seit gestern großer Beliebtheit. Das Hamam gehört in der arabischen Welt seit vielen Jahrhunderten zum normalen Pflege- und Säuberungsritual. Während ein Hamam im Prinzip einem Vollbad in einer Badewanne entspricht, ist es natürlich auch möglich, nur bestimmte Körperregionen zu „bedampfen“. Dabei werden sowohl über die Haut als auch über die Inhalation von Dämpfen Wirkstoffe – pflanzlicher oder chemischer Natur – aufgenommen.

An verschiedenen Stellen des Buches wurde das Dampfbad der Intimzone bereits erwähnt. Mir ist ehrlich gesagt nicht vollständig klar, wieso diese Anwendung so in den Hintergrund getreten ist. Selbst Sebastian Kneipp beschrieb umfangreiche Anwendungen des Bedampfens der Intimzone auf einem „Leibstuhl“ – und das mitnichten nur für Frauen. Das Prinzip des Leibstuhls kehrt über die USA gerade zu uns zurück. Mehr über das Yoni-Steaming findest du auf S. 52.

Mit Mystik hat das Sitzdampfbad nichts zu tun, es ist kein Hexenwerk, sondern sehr simpel, und es benötigt in der Grundausstattung kein besonderes Equipment. Nicht einmal die Holzkiste aus Jan Vermeers *Dienstmagd mit Milchkrug* ist nötig, um schnell und kostengünstig zu dampfen.

War der „Abort“ zu Vermeers Zeiten noch ein Holzhäuschen im Hof, sind unsere heutigen Toiletten wahre Wellnesstempel. Die Toilettenbrillen und Toilettenschüsseln sind oftmals keimfreier als die Türklinken und Lichtschalter der Klosettanlage. An der Hygiene sollte dein Versuch schon mal nicht scheitern.

Zum Ausprobieren genügt ein mittelgroßer, einfacher Topf (ohne Stiel) oder eine Schüssel, die gut in die Toilettenschüssel passt.

Reinige deine Toilette zunächst, auch wenn sie dir sauber erscheint. Du benötigst eine möglichst keimfreie Zone. Bevor du das Sitzbad zubereitest, solltest du die Toilette benutzen. Der warme Dampf wirkt sehr stimulierend auf die Blase, und plötzliches Urinieren ist nicht selten, wenn die Blase vorher nicht entleert wurde.

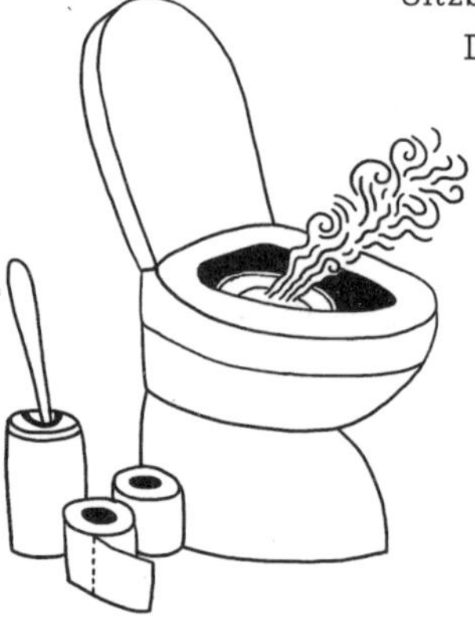

Hebe dann die Toilettenbrille an, und stelle das leere Gefäß (Topf oder Schüssel) in die Toilette. Keinesfalls solltest du versuchen, das Gefäß mitsamt der heißen Flüssigkeit in die Toilette zu stellen, es könnte verkanten, und du könntest dir so Verbrühungen zuziehen. Das Wasser darf nicht kochen, sondern sollte ungefähr 70 °C heiß sein. Der Abstand in der Toilette zwischen dem Gefäß mit der heißen Flüssigkeit und deiner Intimzone ist geringer als bei vaginalen Dampfsaunen (Synonym Yoni-Chair), da beträgt dieser mindestens 30 cm. Damit der Dampf nicht zu heiß wird und du ungefähr 70 °C heißes Wasser hast, gibt es einen einfachen Trick: Koche 800 ml Wasser, und gebe ca. 400 ml kaltes Wasser aus der Leitung hinzu. In der Praxis hat sich diese Mischung von 2 Teilen kochendem Wasser und 1 Teil kaltem Leitungswasser bewährt. Diese 1,2 Liter kommen nun in den in der Toilette stehenden Topf. Schon die Anwendung ohne Zusätze ist sehr entspannend und wohltuend.

Solltest du mit Kräutern steamen, bereite zunächst den Sud nach Anweisung vor. Üblicherweise kommen die Kräutermischungen in das kochende Wasser, sollten einmal kräftig aufgekocht werden und dann abgekühlt werden.

Die Verwendung von ätherischen Ölen beim Steamen kann sehr schnell ins Geld gehen, da diese im Sud verdünnt werden. Ich empfehle meinen Patient:innen Kräutermischungen. Eine effizientere Methode, die wertvollen ätherischen Öl zu benutzen, ist der „Steam to go“.

Zusammenfassend noch mal die Grundregeln für ein Dampfsitzbad:

1. Verwende kein kochendes Wasser mit zu geringem Abstand zur Intimzone – Verbrühungsgefahr! Die Temperatur testen, indem du den Unterarm über den Dampf hältst. Ist der Dampf dir zu unangenehm heiß, warten oder noch mehr kaltes Wasser hinzufügen. Fühlt er sich okay an, setzen.
2. Wenn du ätherische Ölmischungen benutzt, achte auf die Dosierung. Auf die Gefahr hin, mich zu wiederholen: Viel hilft nicht viel!
3. Gerade bei Blaseninfektionen kann die lokale Wärme zu spontanem Urinieren führen – das ist nicht schlimm!
4. Die Dauer einer „Sitzung“ beträgt ungefähr 5–10 Minuten.

„Steam to go“

Diese Anwendung ist ein „Geheimtipp“, leider. Dabei wird er vielfach, aber nur am Rande in diversen Büchern zur Pflanzenheilkunde und zur Selbstbehandlung von Infektionen erwähnt. „Coffee to go“ kennen wir alle, aber was ist ein „Steam to go“?

Im Prinzip ist es ganz simpel: Die Anwendung besteht in der „Beduftung“ von Hygienevorlagen für den Intimbereich mit einer Mischung aus ätherischen Ölen. Der „Steam to go“ macht sich also die Eigenschaft von ätherischen Ölen, bei Körpertemperatur zu verduften, zunutze – du wirst quasi selbst zum Verdampfer.

Haben wir in den ersten Kapiteln der Grundkurse über die Temperaturerhöhung in der Intimzone durch den Schlüpfer die Stirn in Falten gelegt, so nutzen wir nun genau diesen Effekt. Beim „Steam to go“ fehlt zwar der angenehm wärmende Effekt eines vaginalen Dampfbades, dafür ist die Verbrühungsgefahr geringer, und die Methode ist immer und überall einsetzbar.

Für den „Steam to go“ wird eine Mischung eines ätherischen Öls in entsprechender Konzentration und Menge (und niemals darüber!) auf eine Slipeinlage oder Binde getropft. Die Anzahl der empfohlenen Tropfen muss exakt eingehalten werden. Die aufgebrachten Tropfen des ätherischen Öls müssen genügend Zeit haben, in die Vorlage einzuziehen, sodass der direkte Kontakt mit der Haut der Intimzone vermieden wird – das ist nach etwa 5 Minuten der Fall. Die Slipeinlage oder Binde wird nach der Beduftung wie gewohnt getragen.

Nach ungefähr einer Stunde beginnen sich die ätherischen Öle aus der Vorlage zu lösen. Deine Körperwärme sorgt für die Verdampfung, und du wirst den Geruch wahrnehmen. Keine Sorge, das sind angenehme Aromen. Die aufsteigenden Dämpfe kitzeln nicht nur in der Nase, sie können lokal im Intimbereich gegen die unerwünschten Störenfriede – Bakterien, Mikroorganismen und Pilze – wirken. Neben ätherischen Ölen, die helfen können, Infekte in den Griff zu bekommen, gibt es auch sexuell stimulierende Mischungen oder solche, die Menstruationskrämpfe lindern.

Die Tragedauer sollte acht Stunden pro Tag keinesfalls überschreiten. Werden die „Düfte“ vorbeugend genutzt (beispielsweise zur Vermeidung einer Honeymoon-Zystitis), reichen in der Regel ein bis zwei Stunden Tragezeit. Wenn du den „Steam to go“ anwendest, solltest du auf deine Lactobazillen Rücksicht nehmen und auf ausreichend Versorgung über den Darm achten. Verspürst du bei der Verwendung ein unangenehmes Brennen, reagierst du wahrscheinlich zu empfindlich auf die Dosierung oder allergisch auf einen der Inhaltsstoffe des ätherischen Öls – die Vorlage muss sofort entfernt werden.

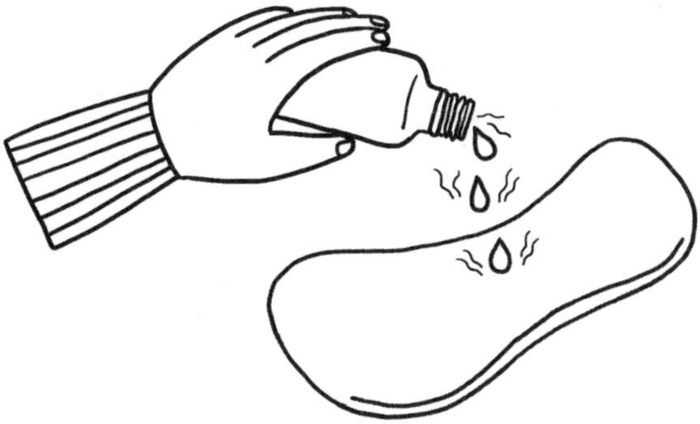

WAS TUN BEI ... ?

Grau ist alle Theorie. Kommen wir zur Praxis – nun wird es wirklich konkret: Was kann getan werden, wenn es brennt, schmerzt oder juckt? Hier findest du zum einen Hilfe zur Selbsthilfe, aber auch die Hinweise, wann du dich dringend in professionelle Hände begeben solltest.

HARNWEGSINFEKTE – BLASENENTZÜNDUNG

Im Jahr 2007 wurde eine Studie veröffentlicht, nach der Frauen eine Blasenentzündung aufgrund der eindeutigen Symptome sehr gut selbst diagnostizieren können und hierzu kein ärztlicher Termin nötig ist.[13]

Schauen wir uns zunächst an, welche Arten der Blasenentzündung, auch Zystitis genannt, es gibt. Prinzipiell unterscheidet die Medizin zwischen sogenannten aufsteigenden Infektionen, also Infektionen, die von der Harnröhre in die Harnblase wandern können. Bleibt die Entzündung dort und heilt aus, spricht man von einem unkomplizierten Harnwegsinfekt. Seltener ist eine absteigende Infektion der Harnwege, welche von den Nieren ausgehen kann.

Trödelt das Immunsystem, ist anderweitig beschäftigt oder gerade nicht in der besten Verfassung, kann eine aufsteigende Infektion auch munter weiter nach oben gehen: von der Harnröhre in die Blase über die Harnleiter und dann zu den Nieren. Spätestens dann wird es kompliziert, das heißt dann auch so: komplizierte Zystitis.

FAUSTREGEL: Werden die Beschwerden eines Harnwegsinfektes nicht innerhalb von *drei Tagen besser*, tritt *Fieber* auf und/oder gibt es *Schmerzen in der Nierengegend*, sogenannten Flankenschmerz, dann musst du dringend eine/n Expert:in aufsuchen.

Kommt ein Harnwegs- und Blaseninfekt immer wieder, heißt das in der Medizin: Er ist rezidivierend. Das ist schon bei dreimal im Jahr der Fall.

Die klassischen Symptome sind:

- Schmerzen beim Wasserlassen
- häufiges Wasserlassen mit dem Gefühl, ganz dringend zu müssen
- Gefühl, die Blase wird nicht leer
- Blasenkrämpfe

Unterschieden wird auch danach, ob die Blasenentzündung durch eine Infektion hervorgerufen wird oder nicht. Die nicht infektiöse Blasenentzündung wird durch Fehlbildungen der Organe (z. B. der Nieren) oder Gifte (Toxine) und Strahlung verursacht – das nur der Vollständigkeit halber. Heilungen im Selbstversuch sind bei diesen Formen der Blasenentzündungen fehl am Platz und werden daher in der *Schlüpferakademie* auch nicht weiter besprochen.

EXPERT:INNENWISSEN

Erreger der Harnwegsinfekte

Darf ich vorstellen, der Hauptverdächtige des gemeinen Blaseninfektes: ***Escherichia coli****.*

Er will nichts Böses und ist einer der ersten Siedler unserer Darmflora nach der Geburt. Hier leistet er wichtige Arbeit, hält pathogene (krank machende) Keime fern und sorgt dafür, dass es keine Durchfälle gibt. Das zeigt aber auch, dass dieser winzige Zeitgenosse ein Profi darin ist, neues Terrain zu besiedeln. Er möchte gern der Erste sein, unternimmt Expeditionen und hat ein paar interessante Eigenheiten entwickelt. Er kann sich z. B. aktiv vorwärtsbewegen und Nährstoffe „erschnüffeln“ – Kohlenhydrate (Zucker) mag er ganz besonders gern. Er braucht keinen Sauerstoff, verwendet ihn bei Bedarf aber trotzdem. In der Fachsprache wird das als fakultativer Anaerobier bezeichnet. Er kann sich hervorragend in Schleimhäuten festhalten und ist dabei ziemlich ausdauernd.

Sein bester Kumpel bei Blaseninfektionspartys ist der **Proteus mirabilis,** *und wie das bei engen Freunden so ist, haben die beiden ziemlich ähnliche Eigenschaften. Die Merkmale, die sie am meisten verbinden, sind ihre Zugehörigkeit zur normalen Darmbesiedelung des Menschen und die Fähigkeit, sich aktiv auf Wanderschaft zu begeben.*

Natürlich gibt es noch wesentlich mehr Bakterien, die einen Harnwegsinfekt auslösen können. Mit deutlichem Abstand hinter diesen beiden Bakterien kommen andere Keime vor, die sich bei Vorerkrankungen oder vorheriger Antibiose sehr gern im Blasengewebe breitmachen: **Klebsiella, Staphylokokken, Pseudomonas***. Denkbar ist auch eine zweite Blasenentzündung nach dem kurzfristigen Erfolg mit einem Antibiotikum bei der ersten Infektion. Diese hat den Nährboden dafür geschaffen, dass sich nun andere Keime so richtig gut ausbreiten können.*

Candidapilze und Mykoplasmen machen vor dem Blasenepithel nicht halt und können Infektionen verursachen. Bei den Mykoplasmen handelt es sich um ziemlich fiese Zeitgenossen. Zwar führen diese die Silbe „Myko", also „Pilz" im Namen, haben allerdings mit diesen recht wenig zu tun, außer dass auch die Mykoplasmen sich nicht durch Zellteilung, sondern durch Knospung fortpflanzen.

Ureoplasma urealyticum *klingt zwar fast poetisch, ist aber der Name einer Mykoplasmenart, die oft übersehen wird. Diese Biester können zur Normalbesiedelung der Intimzone gehören und verhalten sich im Normalfall auch ganz manierlich – außer wenn bei einer Blasenentzündung gängige Antibiotika eingenommen wurden. Dann kann es zu einer Selektion kommen: Während die* **E.-coli-** *oder* **Proteus***-Bakterien durch die Antibiotika kräftig eins auf die Mütze kriegen und immer weniger werden, breitet sich das* **Ureaplasma urealyticum** *genüsslich aus. Hat es das einmal geschafft, wird es unangenehm, da sehr häufig Blase, Harnröhre und Vagina ein Tummelplatz sind. Die Symptome sind dann auch noch sehr unspezifisch. Der entstehende vaginale Ausfluss riecht nicht, ist wässrig und klar, allerdings sehr sauer und sorgt oft für sehr starkes Brennen.*

Aufgrund der speziellen Fortpflanzungsform – der Knospung – sind die antibiotischen Behandlungen oft besonders langwierig, z. B. rund 28 Tage mit Tetracyclinen.

Erste Hilfe

Es brennt wie Feuer, und die Toilette ist die beste Freundin, von der du dich ungern und wenn nur für eine überschaubare Zeit entfernen willst. Welcher Untermieter gerade für so viel Ungemach sorgt, ist dir herzlich egal, stimmt's? Zunächst muss also erst mal dafür gesorgt werden, dass dein Bewegungsradius wieder vergrößert wird.

Wärme, Wärme und nochmals Wärme
Sofern du in heimatlichen Gefilden bist, sollte das nicht allzu schwer umzusetzen sein. Vollbäder sind nicht das erste Mittel der Wahl, da diese sehr schnell auf den Kreislauf schlagen können, außerdem schwitzt du darin (auch unbemerkt) sehr stark. Alles, was dein Körper ausschwitzt, läuft nicht als Flüssigkeit durch die Harnwege und spült diese. Dein Körper hat mit den Schmerzen schon genug zu ackern, mit einem Vollbad stresst du ihn noch mehr.

Lokale Wärme ist besser: ein heißes Fußbad (du erinnerst dich vielleicht an die Lektion in Geografie?), und zwar so warm, wie du es aushalten kannst, sowie ein feuchtheißer, handelsüblicher und sauberer Waschlappen an den Ausgang der Harnröhre gedrückt. Das lindert das „Wasserschneiden" schon mal zügig.

Lass dir Zeit im Bad, mach es dir bequem. Nimm eine große Tasse warmes Wasser, idealerweise Tee, mit ins Bad, wahlweise dein Smartphone – keinen Druck, keine Hektik.

Warme Socken und eine Wärmflasche für den Bauch wirken dann in Phase 2 zusammen mit einer Decke um die Taille, damit es auch die Nieren kuschelig haben. Ein „Geheimtipp" aus der chinesischen Medizin sind selbstwärmende Moxapflaster: Die etwa 2 cm großen, runden „Döschen" sorgen für Entkrampfung, wenn diese über dem Schambein mittig aufgeklebt werden. Das hat nichts mit TCM (Traditionelle Chinesische Medizin) zu tun – hier wird die Blaseninfektion anders behandelt –, aber die punktuelle Wärme hat schon einigen meiner Patient:innen Linderung verschafft.

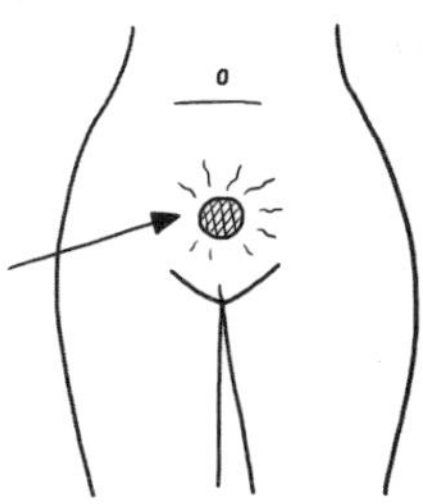

Trinken, trinken und ... (nein, nicht noch mal trinken)
Dieser Grundsatz gilt nur, sofern du keine Beeinträchtigung der Nierenfunktion hast, also wenn deine Nieren ganz normal arbeiten und die Flüssigkeitsmenge aufgrund dieser Vorerkrankung nicht begrenzt werden muss. Alles, was du gut trinken kannst, ist super, um die Harnwege zu spülen. Die tollsten Empfehlungen nützen nichts, wenn die aufgenommene Menge aufgrund von Würgereiz zu niedrig ist. Am besten ist ein wärmendes, nicht „säuerndes Getränk". Säuernde Getränke sind Obstsäfte, Kaffee oder Sprudel. Auch Hochprozentiges säuert den Urin an, was die Schmerzen verstärkt.

Wenn du keinen Tee magst: Ein warmes Bier ist auch Flüssigkeit, am besten alkoholfrei – keine Dogmen an dieser Stelle, Hauptsache genug Flüssigkeit. Wobei in der Akutphase alle 15 Minuten ein Glas mit etwa 200 ml Flüssigkeit optimal ist. Diese Frequenz über ein bis drei Stunden sorgt für eine regelmäßige Spülung der Blase.

Viel mehr bringt allerdings nichts, es würde nur deinen Kreislauf noch zusätzlich belasten. Mit der Bekämpfung der Schmerzen und der Infektion ist dein Körper gerade vollauf beschäftigt.

Manche Quellen schlagen eine Wasserkur vor, bei der das Wasser mit Natron versetzt wird. Falls du Natron nicht kennst, es ist ein altes Backtriebmittel, man kann auch gut Kalkränder an der Badewanne damit wegputzen.

Ein Teelöffel Natron auf 500 ml Wasser ergibt eine gute Base, die die Blasenwand nicht zusätzlich reizt. Die Säurekonzentration des Urins nimmt mit erhöhter Trinkmenge ab, sofern du nicht literweise Kaffee in dich hineinschüttest. Der Grundsatz von vorhin gilt auch für Natron: Die besten Empfehlungen nützen dir nichts, wenn du das Getränk aufgrund von Würgereiz nicht schlucken kannst.

Du kannst dir natürlich auch Kräutertee kochen. Hier solltest du zwischen „Haustee", um die Trinkmenge zu erhöhen, und „Arzneitee", der eine definierte Wirkung hat, unterscheiden. Ersterer ist dazu da, dir wohlschmeckend die Kehle herunterzurinnen, Letzterer Medizin zum Trinken. Die Tees, die bei den unterschiedlichen Blaseninfektionen genannt werden, sind Arzneiteerezepturen. Wie bereits erwähnt ist Pflanzenmedizin keine sanfte Medizin. Auch vom Arzneitee für einen Blaseninfekt solltest du nicht mehr trinken als angegeben. Spätestens seit ich in meiner Praxis Patient:innen begegnet bin, die ihre tägliche

Trinkmenge auf mehr als 5 Liter am Tag gesteigert haben, um Blasenentzündungen vorzubeugen, gehe ich mit dieser Empfehlung nicht unkritisch um, denn auch hier gibt es ein Zuviel.

Schmerzmittel

Bei einer akuten Blasenentzündung leistet beispielsweise Ibuprofen gute Dienste, vorausgesetzt, die Nierenfunktion ist nicht gestört und es liegen keine anderen Gründe vor, dieses Medikament nicht zu verwenden. Neben der entkrampfenden und schmerzlindernden Wirkung trägt Ibuprofen auch zur Entzündungshemmung bei. In der Akutphase einer Blaseninfektion, die häufig auch mit Blasenkrämpfen einhergeht, hat sich die Kombination mit einem krampflösenden Mittel bewährt. Buscopan und Paracetamol in Kombination sind in der Apotheke frei verkäuflich erhältlich.

EXPERT:INNENWISSEN

Schmerzmittel und Nebenwirkungen

Ob Ibuprofen, Paracetamol, Acetylsalicylsäure (ASS) – auch frei verkäufliche Schmerzmittel sind Medikamente mit Wirkungen und Nebenwirkungen. Manche Nebenwirkungen sind bekannt: z. B. dass ASS die Blutgerinnung beeinflusst, dass Paracetamol bei zu hoher und zu regelmäßiger Einnahme die Nieren schädigen kann usw. Es gibt jedoch immer wieder Überraschungen.

Ibuprofen ist in Verdacht geraten, bei hohen Dosierungen als Verhütungsmittel zu fungieren, da es negative Auswirkungen auf die Fähigkeit einer befruchteten Eizelle hat, sich in der Gebärmutter einzunisten. Diese Erkenntnis hat sich leider noch nicht bei allen Frauen mit Kinderwunsch herumgesprochen, gerade bei denjenigen, die aufgrund einer Endometriose starke Periodenschmerzen oder Migräne haben und daher regelmäßig „eine Ibu" einnehmen.

Hilfe bei speziellen Blaseninfektionen

Die folgenden Blaseninfektionen wirst du in keinem Lehrbuch finden. Aber vielleicht helfen dir die speziellen Namen à la *Schlüpferakademie*, die spezielle Ursache deiner Beschwerden ein wenig genauer zu erkennen. Während die Maßnahmen in der akuten Phase in allen Fällen gleich sind (siehe das Kapitel „Erste Hilfe“, S. 129), gibt es Unterschiede bei der Vorbeugung und den Dos und Don'ts. Mischformen sind übrigens sehr häufig.

Ich empfehle dir im Vorfeld die Lektüre bestimmter Kapitel der *Schlüpferakademie*, beispielsweise die Grundlagen zur Durchführung eines Sitzdampfbades (S. 121) – sie helfen dir ungemein beim Verständnis des folgenden Kapitels.

Die beschriebenen Rezepte kannst du dir in der Apotheke mischen lassen: entweder lokal vor Ort oder online bei spezialisierten Apotheken. Potenzielle Bezugsquellen sind am Ende des Buches zusammengefasst.

DIE AUS DER KÄLTE KAM

URSACHEN

Kältereiz durch

- kühle Umgebung, auch kalte Sitzunterlage und kalte Füße
- nasse Kleidung

Durch den Kältereiz vermindert sich die Durchblutung der Schleimhaut in der Blase und der Harnröhre. Bei verringerter Blutzufuhr sind weniger Immunzellen in der Lage, das empfindliche Gleichgewicht des Mikrobioms aufrechterhalten. Bakterien, allen voran das *E. coli*, können sich bestens vermehren.

UND WAS NUN?

ALLGEMEINE MAẞNAHMEN

Der Kältereiz muss unterbrochen werden, und eine „Überwärmung" der Intimzone ist zunächst das Ziel. Wenn möglich ein warmes (Sitz-)Bad oder lokale Wärme durch einen feuchten, heißen Waschlappen, der direkt auf den Harnröhreneingang gelegt wird. Alternativ ein Sitzdampfbad. Die feuchte Wärme sorgt für eine sofortige Schmerzlinderung, vor allem beim Pinkeln. Ein warmes Fußbad triggert die Durchblutung der „unteren Körperhälfte", da der Körper nicht in den Energiesparmodus schaltet.

Lokale Wärme ist zu bevorzugen, nicht nur bei Kreislaufproblemen und in der Schwangerschaft. In einem Vollbad kannst du unter Umständen zu stark schwitzen und darüber Flüssigkeit verlieren, die besser deine Harnwege gespült hätte. Nach der schnellen Erwärmung sollte mit dicken Wollsocken und Wärmflasche weiterhin für wohlige Temperatur gesorgt werden.

Ein Wärmepflaster, der Traditionellen Chinesischen Medizin (TCM) entlehnt, kann auf den Unterbauch in Höhe der Blase aufgeklebt werden. Diese selbstwärmenden Pads, **Moxapflaster**, gibt es in Läden für

Akupunkturbedarf. Nach dem Aufkleben sorgt das Pflaster für etwa drei Stunden Wärme und vor allem bei Blasenkrämpfen für Erleichterung.

Durch ausreichendes Trinken sollten die Harnwege gespült werden. Während der akuten Phase dürfen das gern 1–1,5 Liter innerhalb einer Stunde sein. Eine Steigerung der Trinkmenge auf über 3 Liter pro Tag ist in der Regel nicht zielführend, vielmehr sorgt dies für zusätzliche Belastung des Körpers. Die „Trinkkur" kann mit Wasser, Tee oder als „Entsäuerung des Urins" durchgeführt werden. Zu Entsäuerung lies dir auch die Empfehlungen zu „Die Saure" durch (S. 147).

KONVENTIONELLE THERAPIE

Beim erstmaligen unkomplizierten Harnwegsinfekt ohne Fieber sollten zunächst keine Antibiotika eingesetzt, sondern allgemeine Maßnahmen wie hier beschrieben umgesetzt werden: Erhöhung der Trinkmenge (sofern keine Nierenerkrankungen vorhanden sind, die die Funktion der Niere einschränken), Schmerzmittel und Wärme. Ist das nicht ausreichend und die Beschwerden bestehen weiterhin – das wird unter Medizinern auch „persistieren" genannt –, kommt die Gabe von Antibiotika hinzu; zunächst ohne eine Erregerbestimmung.

PFLANZLICHE MÖGLICHKEITEN

TEEMISCHUNG

Ackerschachtelhalmkraut 30 g
Brennnesselkraut 30 g
Birkenblätter 20 g
Orthosiphonblätter 10 g
Pfefferminzblätter 10 g

Zubereitung: 1 Esslöffel der Mischung mit 150 ml kochendem Wasser überbrühen, 10 Minuten abgedeckt ziehen lassen, abseihen, ca. 3 Tassen pro Tag trinken.

Die Mischung ist wirksam und wohlschmeckend. Sie kann auch über einen längeren Zeitraum eingesetzt werden.

Frei verkäufliche Medikamente
Es gibt zahlreiche OTC-Produkte in der Apotheke zur Selbstbehandlung und Vorbeugung von Harnwegsinfekten. OTC – „over the counter" – steht dafür, dass diese Produkte rezeptfrei sind.

Aus der Fülle der vorhandenen Präparate eignen sich Produkte mit Kapuzinerkresse und Meerrettich oder mit Rosmarin, Tausendgüldenkraut und Liebstöckel, auch Orthosiphon, Goldrute und Hauhechel sind zu empfehlen. Diese enthalten Senfölglykoside und wirken antibakteriell. Entsprechende frei verkäufliche Fertigarzneimittel gibt es in der Apotheke. Die Apotheke berät sicher gern, ob etwas für dich geeignet ist. Vorsicht ist geboten, wenn du einen empfindlichen Magen hast.

Steaming/Sitzdampfbad
Das Intimdampfbad kann ohne Zusätze durchgeführt werden und wirkt bereits dann entspannend und schmerzlindernd. Alternativ kann eine kleine Handvoll Kräutermischung aus Kamille, Salbei und Thymian in den Sud gegeben und aufgekocht werden. Das Aufkochen sollte in einem Topf mit Deckel erfolgen, sonst verdampfen die ätherischen Öle schon bei der Vorbereitung, und das ist unnötig. Die Anwendung sollte etwa 10 Minuten dauern, gern auch länger, wenn du das als angenehm empfindest. Ein- bis dreimal täglich ist ausreichend.

„Steam to go"
Sind die akuten Maßnahmen wie ausreichende Trinkmengen und Wärme abgeschlossen, kann eine Vorlage „beduftet" werden. Fertige Mischungen der ätherischen Öle aus dem Fachhandel (siehe Bezugsquellen, S. 214) sind zu bevorzugen.

Empfehlung für eine „Steam to go"-Anwendung:

- 1 Tropfen ätherisches Öl Muskatellersalbei
- 2 Tropfen ätherisches Öl Wacholder

Direkt auf eine Slipeinlage (ohne Plastik) tropfen und 5 Minuten einziehen lassen, bis keine Flüssigkeit mehr auf der Einlage ist. Die Einziehzeit unbedingt beachten, um direkten Hautkontakt mit dem ätherischen Öl zu vermeiden. Drei bis vier Stunden tragen. Bei Brennen oder anderen unangenehmen Empfindungen die Vorlage sofort entfernen.

VORBEUGUNG

Der Jahreszeit angepasste Kleidung wählen – was für eine Binsenweisheit, oder? Allerdings sehr effektiv. Wenn du weißt, dass du sensibel reagierst, setz dich nicht ohne Unterlage auf eine kalte Parkbank, den Waldboden, mit nassen Klamotten an den Strand usw. Arbeitest du im Freien oder planst lange Ausflüge? Dann sorg für Wechselsocken und eventuell für lokale Wärme. Das funktioniert mit Moxapflastern oder Handwärmern auf die Blasenregion.

D-Mannose

Eine Kur mit diesem Zucker empfehle ich nicht während der akuten Phase einer Infektion, sondern erst danach. Eine nützliche Dosierung kann zu Durchfällen führen, was den Körper zusätzlich belastet und Flüssigkeitsverlust bedeutet.

Die Markenprodukte haben nicht zwingend einen Vorteil gegenüber No-Name-Erzeugnissen, sofern dieser recht billige Zucker der Wirkstoff ist. Kombinationen mit pflanzlichen Wirkstoffen wie beispielsweise Cranberry können sinnvoll sein. Allerdings setzt die Nahrungsmittelergänzungsindustrie hier auf hübsche Bilder und hohe Preise. Einzelpräparate können ebenso gut wirken, es kommt auf die Dosierung an. Bei einer vorbeugenden Kur verwende ich bei meinen Patient:innen 2 g D-Mannose pro Tag über einen Monat.

Probiotika

Die Anzahl seriöser und weniger seriöser Anbieter zur Vorbeugung von Blaseninfektionen steigt aktuell sehr stark an. Wichtig bei der Auswahl eines Produktes ist nicht, dass irgendwas mit „Uro“ oder so draufsteht, sondern dass auch das Richtige drin ist. Empfohlene Auswahlkriterien findest du im Fachbereich „Chemie“ unter Pros (S. 75), eine Bezugsquelle findest du im Anhang (S. 214).

Ernährung

Molke, Sauerkrautsaft, Krautsalat, Kimchi, Brottrunk oder andere milchsauer vergorene Lebensmittel bringen deine Mikrobiome auf Trab. Auch hierzu sind keine teuren Nahrungsergänzungsmittel nötig.

HONEYMOON

URSACHEN

Die Ursache ist bereits im Namen beschrieben. Die Besonderheit dieser Form der Blasenentzündung ist der Zusammenhang mit vaginaler sexueller Aktivität. Je nachdem, welche Sexualpraktik dieser Blasenentzündung vorausgegangen ist, kann die Gruppe der „Übeltäter", die die Infektion auslösen, bereits eingegrenzt werden. Die Besucher aus der Mundhöhle, beispielsweise nach Oralverkehr, können das Mikrobiom der Vulva ganz schön durcheinanderwirbeln. Neben *E. coli*, welches sehr gern aus Richtung Darm einwandern möchte, sind die Bakterien der Mundhöhle rege am Infektionsgeschehen beteiligt. Zumeist besteht eine Mischinfektion mit verschiedenen Keimen, die sich in den kleinen Verletzungen des beanspruchten Gewebes sehr wohlfühlen können.

Das gilt ebenso für Keime, die den Menschen normalerweise besiedeln, wie auch für jene, die nur auf sexuellem Weg übertragen werden. Die sexuell übertragbaren Erkrankungen wie Gonorrhö (Tripper) oder Syphilis werden hier nicht besprochen – diese Erkrankungen gehören definitiv zügig (auch bei Verdacht) und ausschließlich in ärztliche Behandlung.

UND WAS NUN?

KONVENTIONELLE THERAPIE

Bei erstmaliger Infektion in zeitlichem Zusammenhang mit sexueller Aktivität wird entsprechend den Behandlungsrichtlinien ein Schmerzmittel mit Erhöhung der Trinkmenge empfohlen. Ist das nicht ausreichend, wird ein Antibiotikum verordnet, zunächst häufig als Einmalgabe.

Erst bei mehrmaligem Auftreten oder fehlender Wirksamkeit wird beispielsweise der Urin untersucht, um festzustellen, welche Bakterien vorhanden sind. Gerade bei den ersten Episoden oder der ersten Blasenentzündung nach Sexualverkehr, wobei der Zusammenhang oft noch nicht einmal klar sein kann, ist es möglich, dass das ausgewählte Antibiotikum nicht oder nicht gut wirkt – dann muss ein anderes versucht werden. Treten die Blaseninfekte regelmäßig nach Sexualkontakten auf, kann auch die Einmalgabe eines Antibiotikums prophylaktisch nach Geschlechtsverkehr empfohlen werden.

Generell sind ab einer dritten Episode einer Honeymoon-Zystitis ein Antibiogramm und eine Erregerbestimmung ratsam. Es ist möglich, dass es durch die vorherigen Antibiotika zu einer Selektion von Keimen gekommen ist. Wie im Kapitel „Chemie" beschrieben (S. 70), wirken Antibiotika nicht auf alle Bakterien und Mikroorganismen gleich: Zwar werden die einen Bakterien von dem Antibiotikum getötet, davon aber profitieren andere Mikroorganismen, die nun die Chance bekommen, sich zu vermehren und auszubreiten.

PFLANZLICHE MÖGLICHKEITEN

TEEMISCHUNG

Birkenblätter 20 g
Preiselbeerblätter 20 g
Bärentraubenblätter 20 g
Brennnesselblätter 20 g
Gänsefingerkraut 10 g
Melisse 10 g

Zubereitung: 2 Esslöffel der Teemischung mit 250 ml Wasser überbrühen, 3 Minuten in einem geschlossenen Topf ziehen lassen, abseihen. zweimal täglich für 5 Tage trinken. Dieser Tee hat sich auch vorbeugend bewährt. Vielleicht schon im Vorfeld ein Kännchen aufsetzen und nach dem Schäferstündchen trinken. Gemeinhin sind Thermoskannen die natürlichen Feinde der Honeymoon-Zystitis, zumindest dann, wenn sie mit Tee gefüllt sind und neben dem Bett zur Verfügung stehen.

Pflanzliche Fertigarzneimittel

Brunnenkresse-Frischpresssaft dreimal 15 ml pro Tag.

Steaming/Sitzdampfbad
Eine kleine Handvoll einer Mischung aus Kamillenblüten, Lavendelblüten und Rosmarin kurz aufkochen und ein Sitzdampfbad daraus zubereiten. Zur Pflege können auch Rosenblütenblätter zugesetzt werden. Dieses Dampfsitzbad kann auch vorbeugend durchgeführt werden, es wirkt durch den Rosmarin wärmend und stimulierend.

„Steam to go"
Sind die akuten Maßnahmen wie Trinken und Wärme abgeschlossen, kann eine Vorlage „beduftet" werden. Fertige Mischungen der ätherischen Öle aus dem Fachhandel (siehe Bezugsquellen, S. 214) sind zu bevorzugen.

Empfehlung für eine „Steam to go"-Anwendung:

- 1 Tropfen ätherisches Öl Rosengeranie
- 1 Tropfen ätherisches Öl Rosmarin

Direkt auf eine Slipeinlage (ohne Plastik) tropfen und 5 Minuten einziehen lassen, bis keine Flüssigkeit mehr auf der Einlage ist. Die Einziehzeit unbedingt beachten, um direkten Hautkontakt mit dem ätherischen Öl zu vermeiden. Eine Tragedauer von bis zu vier Stunden ist im akuten Fall ausreichend. Bei Brennen oder unangenehmen Empfindungen die Vorlage sofort entfernen.

VORBEUGUNG

Die Dos und Don'ts werden im Buch ausführlich besprochen, vorbeugende Maßnahmen findest du auch im Epilog des Buches.

TEEMISCHUNG

Preiselbeerblätter 40 g
weißes Sandelholz 20 g
Zistrosenkraut 30 g
Hagebutte 10 g

Zubereitung: 1 Handvoll der Teemischung in 1 Liter kochendes Wasser geben und in einem geschlossenen Topf 5 Minuten köcheln lassen. Abseihen und über den Tag verteilt trinken.

Fertigprodukte

Preiselbeer-Frischpresssaft aus dem Reformhaus.

Es gibt zahlreiche Cranberry-Extrakte in der Apotheke. Die zugesetzten Vitamine sind nicht immer nötig, ein günstiges No-Name-Produkt (aus der Apotheke!) ist oft auch zielführend. Wichtig ist, dass die Menge der sogenannten Proanthocyanidine definiert ist. Diese Produkte sind häufig zusätzlich mit Vitamin C versetzt und wirken stark säuernd. Bei gereizten Blasenwänden ist das nicht unbedingt von Vorteil und kann zusätzlich zu Schmerzen führen.

Probiotika

(Wieder-)Aufbau und Stärkung des Mikrobioms der Intimzone mit Probiotika. Hierzu sind zahlreiche Produkte im Markt verfügbar. Um die vulvo-vaginale Flora aufzubauen, ist es wichtig, dass die „richtigen" Lactobazillen (z. B. *L. crispatus, L. gasseri, L. jensenii*) enthalten sind. Informationen zu den Lactobazillen findest du im Kapitel „Gesellschaftskunde", S. 32.

D-Mannose

Machst du immer wieder Erfahrungen mit Blasenentzündungen nach Sexualkontakten, sind regelmäßige Kuren mit D-Mannose zu empfehlen. Hierzu gibt es zahlreiche Produkte im Handel – die teuersten sind günstigen Produkten nicht unbedingt überlegen. Führe die D-Mannose-Kur entsprechend den Herstellerinformationen des von dir ausgewählten Produktes durch. Hat eine Verbesserung eingesetzt, kannst du ein- bis zweimal in der Woche 1000–2000 mg D-Mannose zu dir nehmen, um eventuelle Restkolonien von Keimen im Blasenepithel in Schach zu halten.

ACHTUNG: Chronische und wiederkehrende Blasenentzündungen solltest du unbedingt von Fachpersonal deines Vertrauens behandeln lassen!

DIE HORMONACHTERBAHN

URSACHE

Der Weg vom Mädchen zur Frau ist hormonell oft eine Achterbahn. Aber auch während der fruchtbaren Phase in einem Frauenleben können Veränderungen die Hormone durcheinanderwirbeln. Instabile Zyklen begünstigen Harnwegsinfekte, und häufig sorgt der sogenannte Weißfluss für ideale Bedingungen für ungebetene Gäste im Schlüpfer. Im Gegensatz zu anderen Harnwegsinfekten ist bei der hormonell bedingten nicht fehlende Wärme oder Durchblutung der Intimzone der Grund, sondern oft das Gegenteil – eine Überwärmung der Region. Die Blasenentzündung ist oft nicht allein, meist wechselt sich diese mit vulvo-vaginalen Infekten ab.

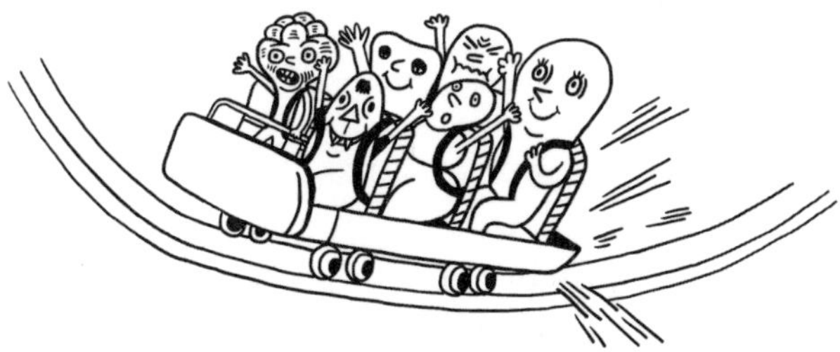

UND WAS NUN?

ALLGEMEINE MAßNAHMEN

Wie beschrieben, liegen der Hormonachterbahn Umstellungsprozesse der Hormone zugrunde. Im Mittelpunkt der Maßnahmen sollte die Verminderung der Feuchtigkeit, der Überwärmung und die Verringerung des Weißflusses stehen. Leicht kühlende Sitzbäder können die Überwärmung reduzieren, ebenso eine gute Belüftung der Intimzone und ein kühlender Waschlappen. Unter „Vorbeugung“ sind pflanzliche Helfer, die lokal verwendet werden, zusammengefasst.

KONSERVATIVE THERAPIE

Bei der „Hormonachterbahn“ hilft die konservative Therapie der „Die aus der Kälte kam“ (S. 133).

PFLANZLICHE MÖGLICHKEITEN

Ziel der Anwendung ist neben der Linderung der akuten Entzündung die Stärkung des hormonellen Gleichgewichts, ohne es maßgeblich zu beeinflussen oder zu verändern, indem stark hormonell wirkende Pflanzen eingesetzt werden.

TEEMISCHUNG

Ackerschachtelhalm 20 g
Kornblumenblüten 20 g
Goldrute 20 g
Himbeerblätter 20 g
Kamillenblüten 15 g
Weiße Taubnesselblüten 5 g

Zubereitung: 1 Esslöffel der Mischung mit 150 ml kochendem Wasser überbrühen, 5–7 Minuten abgedeckt ziehen lassen, abseihen, ca. 3 Tassen pro Tag für ca. 10 Tage.
Achtung: Bei einer Allergie, z. B. gegen Korbblütler (Kamille, Kornblume), sollte die Mischung entsprechend angepasst werden.

Steaming/Sitzdampfbad
Dieses sollte bei dieser Form der Blasenentzündung sehr zurückhaltend eingesetzt werden. Eine eventuelle Kräutermischung könnte aus Himbeerblättern, Schafgarbe und Rosenblättern bestehen. Hiervon eine kleine Handvoll in einem geschlossenen Topf kurz aufkochen und im Dampfsitzbad verwenden.

„Steam to go"
Fertige Mischungen der ätherischen Öle aus dem Fachhandel (siehe Bezugsquellen, S. 214) sind zu bevorzugen.

Empfehlung für eine „Steam to go"-Anwendung:

- 1 Tropfen ätherisches Öl Muskatellersalbei
- 1 Tropfen ätherisches Öl Bergamotte
- 1 Tropfen ätherisches Öl Sandelholz

Direkt auf eine Slipeinlage (ohne Plastik) tropfen und 5 Minuten einziehen lassen, bis keine Flüssigkeit mehr auf der Einlage ist. Die Einziehzeit unbedingt beachten, um direkten Hautkontakt mit dem ätherischen Öl zu vermeiden. Über Nacht für ca. 8 Stunden tragen und bis zum Nachlassen der Beschwerden fortführen. Bei Brennen oder anderen unangenehmen Empfindungen die Vorlage sofort entfernen.

VORBEUGUNG

Sorgen die hormonellen „Irrungen und Wirrungen" für ein Zuviel an weißem, cremigem vaginalem Ausfluss (Weißfluss), so hat sich die Verwendung eines Sudes in Einmalwaschlappen bewährt:

1 EL weiße Taubnesselblüten und
2 EL Kornblumenblüten auf 250 ml Wasser.

10 Minuten in einem geschlossenen Topf köcheln lassen. Abseihen und 1 Spritzer Essig zugeben. Die Flüssigkeit von ca. 10–15 Einmalwaschlappen aufsaugen lassen. Im Kühlschrank gelagert für ca. 10 Tage in einem geschlossenen Gefäß aufbewahren und ein- bis zweimal täglich verwenden.

Die Darmflora sollte ausreichend mit milchsauren Lebensmitteln (Molke, Krautsalate usw.) „gefüttert" und bei Bedarf mit Probiotika aufgebaut werden.

Hinweis: Eine nachhaltige Besserung wird vor allem durch eine sanfte Regulation der Hormonachterbahn erreicht, hierfür sind allerdings keine allgemeingültigen Aussagen möglich. Auch wenn Ratgeber von Östrogenüberhängen sprechen und dafür klare Symptome benennen, liegt man auch bei den eindeutigen Symptomen manchmal daneben, und die selbst verordnete „sanfte Pflanzenmedizin" aus der Apotheke bringt doch nicht den gewünschten Erfolg – spätestens dann solltest du dich an eine Fachperson des Vertrauens wenden. Im Gegensatz zu der folgenden Blasenentzündung namens „Die Zyklische" ist bei der „Hormonachterbahn" eben alles ein wenig aus der Balance geraten.

DIE ZYKLISCHE

URSACHEN

Die Hormone, die Hormone ... In den Grundkursen der *Schlüpferakademie* kannst du einiges über die hormonellen Einflüsse auf das Mikrobiom der Intimzone, den Einfluss des pH-Wertes und die Wasserbindung von Zellen lernen.

Über die zyklischen Beschwerden in der Intimzone und auch der Harnwegsinfekte könnte ein eigenes Buch geschrieben werden. Nicht nur die hormonellen Phasen bzw. deren Änderungen während des Zyklus können für Ungemach sorgen. Auch die Verwendung von synthetischen Hygieneartikeln (z. B. Slipeinlagen mit Plastikschutz) ist nicht zielführend bei der Beruhigung einer sehr angespannten Infektionslage und zwischen den unterschiedlichen Mikrobiomen (z. B. Vulva und Harnröhre).

Sehr häufig treten Blaseninfektionen oder Beschwerden in der zweiten Zyklushälfte auf. Mutter Natur wollte hiermit nicht dein Ungemach, sondern eine potenzielle Schwangerschaft schützen: Es kommt zu weniger sexuellen Aktivitäten, wenn Schmerzen der Blase und häufiges Wasserlassen bestehen. Weniger Sex bedeutet weniger Risiko für Infektionen, die eine Schwangerschaft gefährden könnten.

UND WAS NUN?

KONSERVATIVE THERAPIE

Wie bei den vorherigen Blasenentzündungen unterscheidet die konservative Therapie üblicherweise nur nach dem Erreger. Bei sehr ausgeprägten wiederkehrenden Blaseninfektionen im Menstruationszyklus wird gelegentlich versucht, durch ein hormonelles Präparat (Pille) in einem Langzeitzyklus ohne Einnahmepause für eine stabile Hormonsituation zwischen Östrogenen und einem Gelbkörperhormon zu sorgen. Manchmal treten die Blaseninfekte in Zusammenhang mit der Einnahme von hormoneller Verhütung auf – dann sollte über einen Wechsel des Präparates nachgedacht werden.

PFLANZLICHE MÖGLICHKEITEN

Generelle Empfehlungen zu geben, ist an dieser Stelle schwierig, da es gerade bei zyklisch auftretenden Blaseninfektionen sehr stark von Begleiterscheinungen abhängt, z. B. ob gleichzeitig Brustspannen und Kopfschmerzen oder Durchfälle auftreten. Die klassischen Teemischungen wie beispielsweise bei „Die aus der Kälte kam“ können bei akuten Beschwerden eingesetzt werden.

Tritt diese Form der Blasenentzündung regelmäßig in der zweiten Zyklushälfte auf, kann ab dem Zeitpunkt des Eisprunges (ca. Tag 14 eines Fruchtbarkeitszyklus) folgende Mischung probiert werden.

TEEMISCHUNG

Himbeerblätter 30 g
Frauenmantel 20 g
Orthosiphon 20 g
Brennnesselblätter 20 g
Mädesüßblüten 10 g

Zubereitung: 1 Esslöffel der Mischung mit 150 ml kochendem Wasser überbrühen, 10 Minuten abgedeckt ziehen lassen, abseihen und zweimal täglich trinken.

Steaming/Sitzdampfbad

Wie bei der „Hormonachterbahn“ sind warme Steams nur bedingt geeignet. Solltest du jedoch das explizite Verlangen nach Wärme haben, so kann dem Sud eine kleine Handvoll Rosen- und Kamillenblüten zugesetzt werden. Diese in einem geschlossenen Topf kurz aufkochen und im Dampfsitzbad verwenden.

„Steam to go“

Auch bei dieser Form der Blaseninfektion kann eine Vorlage beduftet werden. Fertige Mischungen der ätherischen Öle aus dem Fachhandel (siehe Bezugsquellen, S. 214) sind zu bevorzugen.

Empfehlung für eine „Steam to go“-Anwendung:

- 1 Tropfen ätherisches Öl Lemongrass
- 1 Tropfen ätherisches Öl Melisse
- 1 Tropfen ätherisches Öl Kamille

Direkt auf eine Slipeinlage (ohne Plastik) tropfen und 5 Minuten einziehen lassen, bis keine Flüssigkeit mehr auf der Einlage ist. Die Einziehzeit unbedingt beachten, um direkten Hautkontakt mit dem ätherischen Öl zu vermeiden. Die so präparierte Vorlage kann über Nacht getragen werden. Auch hier gilt wieder: Bei Brennen oder anderen unangenehmen Empfindungen die Vorlage sofort entfernen.

VORBEUGUNG

Tritt die zyklische Blasenentzündung immer nach deiner Menstruation auf, solltest du dir Gedanken über die Menstruationshygiene machen. In Plastik eingewickelte Tampons oder mit Plastik beschichtete Binden sind zwar „auslauftechnisch“ von Vorteil, mikrobiologisch gesehen aber eher nicht.

Mit Probiotika kann versucht werden, das Milieu der Intimzone zu optimieren – wichtig ist allerdings auch, die Lactos ausreichend zu füttern: Nahrungsgrundlage sind milchsauer vergorene Lebensmittel wie Brottrunk, Kefir oder Joghurt.

DIE SAURE

URSACHEN

Eventuell hast du schon mal nach einer längeren Autofahrt oder Flugzeugreise in den Urlaub das typische unangenehme Brennen beim Wasserlassen bemerkt. Schon wieder eine Blaseninfektion?

Hierbei kann es sich auch nur um eine Reizung der Blasenwände handeln. Die Luft im Auto und im Flugzeug enthält viel Kohlendioxid. Das wird ausgeatmet, aber wenn in der Umgebungsluft der Gehalt schon zu hoch ist, eben auch wieder eingeatmet. Kohlendioxid lässt den pH-Wert im Blut sinken, also saurer werden. Um die Verhältnisse des Säure-Basen-Gleichgewichtes in deinem Körper trotzdem stabil zu halten, schafft dein Körper die überflüssige Säure über den Urin raus. Der Urin ist dann sehr sauer, was die Blasenwand reizen kann. Hinzu kommt, dass sowohl bei Flügen als auch bei Autofahrten der Gang zur Toilette eher aufwendig ist, und somit wartest du unter Umständen länger mit dem Toilettengang, als deinem Blasenepithel lieb ist.

Auch säureproduzierende Ernährung kann entzündungsförderlich auf die Blasenwand wirken, ohne dass unbedingt Keime beteiligt sein müssen – die Symptome sind nahezu identisch.

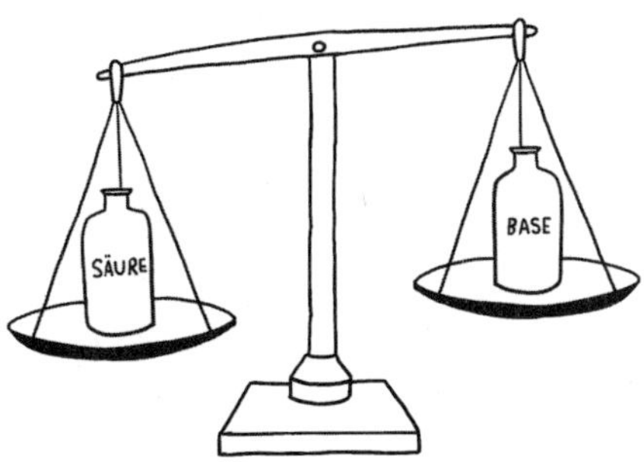

UND WAS NUN?

ALLGEMEINE MAßNAHMEN

Der pH-Wert des Urins sollte angehoben werden. Das gelingt akut durch die Einnahme einer basischen Flüssigkeit. Natron hilft hierbei gut und schnell. Das bewährte Hausmittel gibt's in kleinen Haushaltspäckchen und lohnt sich vor allem für Vielreisende.

Du kannst 1 EL Natron auf 500 ml Wasser geben und diese Flüssigkeit trinken. Bis zu dreimal täglich ist sinnvoll. Unterwegs lieber zu Wasser ohne Kohlensäure, Kräutertee statt Kaffee oder schwarzem Tee und zu Gemüse- statt Fruchtsäften greifen.

Treten die „sauren" Episoden häufiger auf, sollte auf Genussgifte wie Kaffee, Alkohol oder Zucker verzichtet werden. Pflanzliche Ernährung kann ebenfalls einen Beitrag zur Regulierung des Säure-Basen-Haushaltes leisten und den pH-Wert anheben.

DIE HITZIGE

URSACHEN

Bei körperlicher Betätigung wie Radfahren oder Joggen in synthetischer „Funktionswäsche" kommt es zur Schweißbildung in der Intimzone. Auch wenn die Temperaturen draußen steigen oder nach längeren Fahrten in Bus und Bahn auf Kunstledersitzen wird es feucht im Biotop.

Auch im fortgeschrittenen Fortpflanzungsalter oder vor der Menstruation steigt die Schweißbildung in der Intimzone an. Das Ergebnis ist ein feuchtwarmes Klima – eine wundervolle Brutstätte für Keime, die nicht zu den normalen Siedlern dieser Zone gehören, bzw. das Gleichgewicht zwischen den Mikroorganismen ist schnell dabei, durcheinanderzugeraten.

UND WAS NUN?

KONSERVATIVE THERAPIE

Beim erstmaligen unkomplizierten Harnwegsinfekt ohne Fieber sollten zunächst keine Antibiotika eingesetzt werden, sondern allgemeine Maßnahmen greifen: Erhöhung der Trinkmenge, Schmerzmittel und Wärme. Ist das nicht ausreichend, ist die Gabe von Antibiotika zu empfehlen, zunächst ohne eine Erregerbestimmung.

PFLANZLICHE MÖGLICHKEITEN

TEEMISCHUNG

Salbei 25 g
Brennnessel 25 g
Birkenblätter 25 g
Ackerschachtelhalm 15 g
Thymiankraut 10 g

Zubereitung: 1 Esslöffel der Mischung mit 150 ml kochendem Wasser überbrühen, 5–7 Minuten abgedeckt ziehen lassen, abseihen, 3–5 Tassen pro Tag trinken.

Die Mischung kann auch zur Langzeittherapie eingesetzt werden. Hier die Dosierung halbieren, also anstatt 150 ml Wasser 300 ml aufsetzen. Die Ziehzeit sollte nicht verlängert werden, da ansonsten die Bitterstoffe aus dem Salbei gelöst werden und sich auf das Teearoma übertragen. Der Tee wird dann bitter.

Pflanzliche Fertigpräparate

Auch wenn bei dieser Form des Harnwegsinfektes die Fehlbesiedelung mit *E. coli* sehr wahrscheinlich ist, sind durch die Schleimhautverletzungen der Intimzone andere „Supporterkeime“ möglich, die Balance des Biotops ist aus dem Gleichgewicht geraten. Liebstöckel, Tausendgüldenkraut und Rosmarinblätter gibt es als Fertigpräparat in der Apotheke deines Vertrauens, das bei diesen potenziellen Mischinfektionen gut wirksam ist.

Steaming/Sitzdampfbad

Das Dampfbad kann ohne Zusätze durchgeführt werden. Du kannst dem Wasser eine Handvoll Salbeiblätter, Arnika- und Kamillenblüten zusetzen und aufkochen. Die Dauer eines Sitzdampfbades beträgt ca. 10–15 Minuten, ein- bis dreimal pro Tag ist sinnvoll.

„Steam to go“

Sind die akuten Maßnahmen wie Trinken und Wärme abgeschlossen, kann eine Vorlage „beduftet“ werden. Fertige Mischungen der ätherischen Öle aus dem Fachhandel (siehe Bezugsquellen, S. 214) sind zu bevorzugen.

Empfehlung für eine „Steam to go“-Anwendung:

- 1 Tropfen ätherisches Öl Muskatellersalbei
- 1 Tropfen ätherisches Öl Rosengeranie
- 1 Tropfen ätherisches Öl Kamille (deutsche)

Direkt auf eine Slipeinlage (ohne Plastik) tropfen und 5 Minuten einziehen lassen, bis keine Flüssigkeit mehr auf der Einlage verblieben ist. Die Einziehzeit unbedingt beachten, um direkten Hautkontakt mit dem ätherischen Öl zu vermeiden. Eine derart präparierte Vorlage drei bis vier Stunden pro Tag tragen, bis die Beschwerden nachlassen. Bei Brennen oder anderen unangenehmen Empfindungen die Vorlage sofort entfernen.

VORBEUGUNG

Solltest du bei höheren Temperaturen vermehrt zwischen den Beinen schwitzen, gehört Wechselunterwäsche mit in die Handtasche. Die beliebten Mieder- oder Radlerhosen, um bei längeren Wanderungen Wundreibung zu verhindern, nur tragen, wenn wirklich gelaufen wird – dann ausziehen. Solltest du ein Kleid oder einen längeren Rock tragen, mach dich untenrum frei.

Bereite dir ein Dekokt (S. 120) mit 3 EL Salbeiblätter auf 1 Liter Wasser zu, 15 Minuten kochen lassen, abseihen. Weiche ca. 20 Einmalwaschlappen für 10 Minuten in dem Sud ein. In einem passenden Gefäß sind die Einmalwaschlappen im Kühlschrank für ungefähr 10 Tage lagerfähig.

Nimm dir an warmen Tagen diese selbst hergestellten Erfrischungstücher in einer Plastiktüte verschlossen mit. Bei Schweißattacken, auch der Wechseljahre, wirken diese nicht nur unter den Achseln schweißhemmend, sondern auch in der Intimzone.

Der Schweiß reizt die zarte Haut der Vulva und des Eingangs der Harnröhre: Er ist sauer. Die Säure wirkt zwar ziemlich gut gegen potenzielle Pilzinfektionen, die sich sonst im warm-feuchten Klima sehr wohlfühlen, aber die zarte Haut wird dadurch sehr beansprucht. Nutze hochwertige Pflegeprodukte, die speziell für den Intimbereich entwickelt wurden. Erzeugnisse mit Hanföl oder Kokosöl eignen sich sehr gut.

DIE SILBRIGE

URSACHEN

Hierunter fallen alle Infektionen des Klimakteriums und danach. Im Mittelpunkt der Veränderungen steht die verringerte Versorgung der Harnwege mit Östrogenen, die Auswirkungen sind in den Grundkursen (S. 41) beschrieben: Das Epithel hat nur noch begrenzte Kapazitäten, Wasser in den Zellen zu binden, dadurch wird die „Schleimhautbarriere" durchlässiger, und die Keime haben es leichter, einzudringen. Es kommt zur „vulvo-vaginalen Trockenheit". Gleichzeitig nimmt die Vielfalt der Keime im Mikrobiom der Intimzone, aber auch des Darmes ab. Das kann negative Einflüsse auf das Immunsystem haben: Einerseits kann es zu überschießenden Reaktionen kommen, andererseits zu einer „Trägheit" des Immunsystems, zeitnah und effektiv auf Infektionen zu reagieren.

UND WAS NUN?

KONSERVATIVE THERAPIE

Es werden zwei Ansätze verfolgt: einerseits den „Hormonmangel" zu beseitigen und Östrogene zu ersetzen. Hierzu werden oft lokal Zäpfchen verabreicht, die Östrogen enthalten. Andererseits werden bei Beschwerden Antibiotika eingesetzt.

PFLANZLICHE MÖGLICHKEITEN

TEEMISCHUNG

Ackerschachtelhalm 25 g
Brennnesselblätter 25 g
Hopfenzapfen 10 g
Schwarze Johannisbeerblätter 25 g
Hauhechel 15 g

Zubereitung: 1 Esslöffel mit 150 ml kochendem Wasser überbrühen, 3 Minuten ziehen lassen, abseihen. Zwei- bis dreimal pro Tag zubereiten, Langzeitanwendung möglich.

Steaming/Sitzdampfbad
Sitzdampfbäder ohne Zusätze sind wohltuend, bei der „Silbrigen" steht die Pflege und Beruhigung der Haut im Mittelpunkt. Hierzu kann eine kleine Handvoll pflegender Blüten wie Rose, Lavendel und Calendula in einem geschlossenen Topf kurz aufgekocht werden. Diese pflegende Mischung kann regelmäßig angewendet werden.

„Steam to go"
Fertige Mischungen der ätherischen Öle aus dem Fachhandel (siehe Bezugsquellen, S. 214) sind zu bevorzugen.

Empfehlung für eine „Steam to go"-Anwendung:

- 1 Tropfen ätherisches Öl Muskatellersalbei
- 1 Tropfen ätherisches Öl Rosengeranie
- 1 Tropfen ätherisches Öl Kamille (deutsche)

Direkt auf eine Slipeinlage (ohne Plastik) tropfen und 5 Minuten einziehen lassen, bis keine Flüssigkeit mehr auf der Einlage verblieben ist. Die Einziehzeit unbedingt beachten, um direkten Hautkontakt mit dem ätherischen Öl zu vermeiden. Drei bis vier Stunden pro Tag tragen, bis die Beschwerden nachlassen. Bei Brennen oder anderen unangenehmen Empfindungen die Vorlage sofort entfernen.

VORBEUGUNG

Pflege, Pflege und nochmals Pflege. Stell dir vor, du hast trockene Hände oder ein trockenes Gesicht; sofort würdest du zu einem entsprechenden Produkt greifen, um Abhilfe zu schaffen – nur bei Trockenheit in der Intimzone herrscht ein Tabu, zu hochwertigen Pflegeprodukten zu greifen.

Steht die fehlende Feuchtigkeit im Mittelpunkt, ist Aloe vera ein hervorragendes Mittel, sie wirkt ein wenig wie eine Luftpumpe für schlaffe

Epithelzellen. Hierzu kannst du frische Blätterfilets beispielsweise aus dem Biomarkt verwenden oder alkoholfreie (!) Aloe-vera-Gele.

Für die tägliche Pflege eignen sich hochwertige pflanzliche Öle, sofern du keine Allergien hast. Meinen Patient:innen empfehle ich Hanföl, da dessen Fettsäuren sehr gut in die Haut und hier auch in tiefere Schichten einziehen. Das Hanföl kann mit ätherischen Ölen z. B. von Rose und Lavendel ergänzt werden.

Einige Apotheken fertigen Vaginalzäpfchen mit Nachtkerzenöl, Kakaobutter und verschiedenen pflegenden ätherischen Ölen an. Hochwertige Intimseren auf Hanfölbasis mit regenerierenden ätherischen Ölen (Rose, Lavendel) stellen eine Alternative dar.

Probiotika

Die Vielfalt der Mikrobiome verschwindet mit den hohen Östrogenspiegeln der fruchtbaren Lebensphase. Daher kann es vorteilhaft sein, dem Darm regelmäßig ein Angebot mit koloniefähigen Darmbakterien zu machen, vor allem aber für ausreichende Nahrung der „guten" Darmbewohner zu sorgen. Milchsaure Lebensmittel (Molke, Kimchi, Sauerkraut u. a.) gehören regelmäßig auf den Speiseplan.

Kommt es zu vermehrtem Schwitzen, auch zwischen den Beinen, können die Rezepturen der „Hitzigen" – wie die „Erfrischungstücher" mit Salbeisud – erfolgreich eingesetzt werden.

VULVA- UND VAGINALINFEKTE

Im Prinzip kann jeder „Keim", der auf der Haut für Infektionen sorgt, auch im Bereich von Vulva und Vagina Probleme mit sich bringen. Allerdings gibt es ein paar Besonderheiten, vor allem dann, wenn die Infektionen den STIs zugeordnet werden. STI steht für „sexual transmitted infections", also sexuell übertragbare Krankheiten.

Safer Sex ist sexy!

Ein kleines Stück Gummi mit Latex oder ohne – ein Kondom – macht es den wichtigsten Erregern von Geschlechtskrankheiten (und nicht nur diesen) schwer, sich auszubreiten. Aids kann immer noch nicht geheilt werden, Hepatitis B ist eine schwerwiegende Lebererkrankung, Gonorrhö (Tripper) kann dauerhafte Schäden an den Eileitern und den Eierstöcken hervorrufen. Schon im Sexualkundeunterricht erfahren Kinder alle möglichen Details, um sich und andere zu schützen. Dennoch nimmt die Häufigkeit von Geschlechtskrankheiten kontinuierlich zu.[15]

Im Gegensatz zu diversen Medien, die Dating-Apps und damit die leichtere Zugänglichkeit zu Sex für den Anstieg der Geschlechtskrankheiten verantwortlich machen, sehe ich persönlich die Ursache in den handelnden Sexualpartner:innen und dem oftmals eher nachlässigen Schutzverhalten.

Nach den 1990er-Jahren und der Aids-Epidemie rückte Safer Sex mehr und mehr aus dem Bewusstsein. Bei der Verwendung eines Kondoms geht es jedoch nicht allein um die Verhütung von Schwangerschaften, sondern um Verantwortung sich selbst und der/dem Sexualpartner:in gegenüber. Wer sich zu einem Sexdate verabredet, sollte Sorge dafür tragen, einen entsprechenden Schutz mit sich zu führen. Hierzu gehören neben Kondomen auch Lecktücher, je nach persönlichen Vorlieben.

Wenn du Beschwerden hast, die erstmals nach Sexualverkehr auftreten (z. B. Juckreiz), und du den Verdacht hegst, es handele sich um eine Geschlechtskrankheit, solltest du dich umgehend an das Fachpersonal deines Vertrauens wenden. Geschlechtskrankheiten betreffen immer mehrere Personen, mindestens jedoch zwei.

Kleine Schleimkunde

In diesem Kapitel geht es um Schleim und Flüssigkeiten der Intimzone: und zwar um das vaginale Sekret, das während des Fruchtbarkeitszyklus auftritt, sowie um die speziellen Sekrete, die durch unerwünschte Mitbewohner der Intimzone hervorgerufen werden.

Während deines Fruchtbarkeitszyklus wirst du mit unterschiedlichen Schleimformen konfrontiert. „Schuld" daran sind wieder einmal die Hormone. Das Ganze folgt einem speziellen Rhythmus, der hier kurz zusammengefasst wird:

Nach einer Menstruation sollte im Normalfall (keine Infektion) kaum Ausfluss oder Schleim in der Vagina vorhanden sein. Ab Tag 4–6 (das ist ein wenig davon abhängig, wie lang dein Zyklus üblicherweise ist) beginnt sich der erste Weißfluss zu bilden. Dieser Ausfluss ist hinsichtlich der Konsistenz ziemlich fest und, wie der Name nahelegt, weiß. Reift eine Eizelle heran, wird dieser Schleim innerhalb der nächsten Woche (Tag 7–10) zunehmend durchsichtiger und „spinnbarer".

So kannst du die Spinnbarkeit des Schleims am Muttermund (das ist der Teil der Gebärmutter, der in die Vagina hineinragt) testen: Nimm ein wenig Sekret mit den Fingern aus der Vagina. Halte es mit Daumen und Zeigefinger und bewege diese auseinander. Wenn der Schleim einen kräftigen Faden zieht, ist er spinnbar. Dieser Schleim wird auch Zervixschleim genannt.

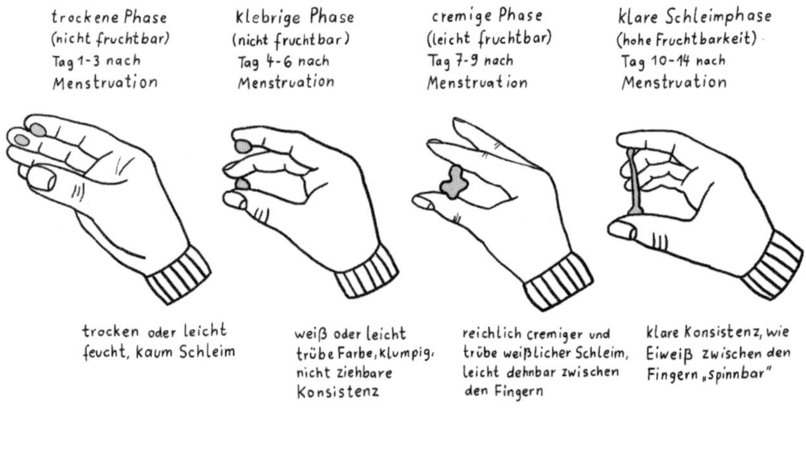

Zum Zeitpunkt des Eisprunges ähnelt der Schleim fast Eiklar/Eiweiß. Er ist durchsichtig und zieht lange Fäden. Manche Frauen bemerken in dieser Zeit beim Toilettengang eine Art Schleimpfropf, der sich löst. Schützte der zähe Zervixschleim die Gebärmutter vor aufsteigenden Infektionen, so kann der verflüssigte Schleim den Spermien als Schwimmhilfe dienen. Nach dem Eisprung verfestigt sich der Schleim wieder und beginnt, cremiger zu werden – von durchsichtig zu weiß.

Auch Frauen, die am Wechselspiel der Hormone nicht teilhaben, sei es durch ihr Alter, Operationen an den Eierstöcken oder die Einnahme von Hormonen, haben vaginalen Ausfluss. Dieses Sekret besteht aus abgestorbenen Schleimhautzellen der Vagina, die erneuert werden, Lactobazillen, Blutbestandteilen und Immunzellen. Die Konsistenz und die Menge sind unterschiedlich und einzigartig. Der Geruch wird von neutral und geruchlos bis hin zu blumig beschrieben.

EXPERT:INNENWISSEN

Billings-Methode

Die beschriebenen Veränderungen des Vaginalsekretes können zur Bestimmung der fruchtbaren Tage genutzt werden. Ob mit der Schleimbeobachtung nun die fruchtbaren Tage bestimmt wurden, um die Möglichkeit einer Schwangerschaft zu erhöhen oder zu verhüten, ist erst einmal egal. Dass die Veränderungen etwas mit der Empfängnis zu tun haben könnten, war schon unseren Vorfahrinnen sehr wohl bekannt.

Im letzten Jahrhundert zeigte der australische Neurologe John Billings großes Interesse an dieser Methode. Er dokumentierte die Beobachtungen und entwickelte daraus die sogenannte Billings-Methode zur Verhütung. Neben dem Schleim bezog er noch die Körpertemperatur mit ein, denn auch deren Änderung kann zur Bestimmung der fruchtbaren Tage genutzt werden.

Die Kombination aus Beobachtung des Zervixschleimes und Temperaturmessung ist bis heute ein Eckpfeiler der natürlichen Verhütung. Aber Vorsicht, die Methode ist störanfällig, daran ändern auch Apps nichts, die diese

Grundprinzipien aufgreifen. Fieber oder erhöhte Temperatur nach Sport wirbeln den Pfeiler der Temperaturmessung schon mal gehörig durcheinander. Auch mit dem spinnbaren Schleim kann es tückisch werden: Viele Medikamente beeinflussen die sogenannte Viskosität (Spinnbarkeit) von Körperschleimen. Manche Medikamente werden sogar gezielt dafür eingesetzt. Ein Beispiel dafür ist Acetylcystein (kurz ACC): Der Wirkstoff verflüssigt Schleim und wird bei Bronchitis und hartnäckigem Husten angewendet. Das Medikament verflüssigt auch den Zervixschleim. Die Spinnbarkeit ist passé.

Am Rande ein Tipp aus der Kinderwunschpraxis: Klappt es nicht mit dem Nachwuchs, weil die Spermien des Partners nicht die schwimmfreudigsten sind, verwenden einige Frauen zusätzlich ACC, um den Zervixschleim zu verflüssigen und den Spermien die Schwimmbedingungen zu erleichtern.

Schleim und Ausfluss bei Infektionen

Dass vermutlich eine Infektion vorliegt, wird häufig zunächst am veränderten Geruch bemerkt – irgendwie müffelt die Intimzone seltsam, gefolgt von einem Brennen oder Juckreiz.

Grob kannst du dir merken, dass ein Vaginalpilz vermehrt juckt und der Ausfluss krümelig und weißlich ist. Candidosen, so werden die häufigsten Pilzinfektionen genannt, führen zu weißen Belägen der inneren Vulva. Diese lassen sich leicht abstreifen, und die Haut darunter ist oft sehr stark gerötet.

Bei Infektionen durch Bakterien machen sich sehr oft ein unangenehmes Brennen der Vulva und Vagina, auch beim Sex, sowie übler Geruch bemerkbar. Dieser kann von eitrig, wie aus einer entzündeten Wunde, bis zu fischmarktähnlichen Gerüchen gehen. Der Ausfluss verändert die Farbe, kann gelblich, grünlich oder rosa werden, durch Schleimhautverletzungen können leichte Kontaktblutungen aus Vulva und Vagina auftreten.

Die Konsistenz und Menge des Vaginalflusses kann sich ändern. Bei einer bakteriellen Vaginose ist die Beratung durch eine Fachperson unumgänglich. Vor allem wenn diese zum ersten Mal auftritt, führt kein Weg an einem Praxisbesuch vorbei – in deinem eigenen Interesse solltest du

Übersicht Ausflussfarben und mögliche Ursachen

Farbe/ Konsistenz	Geruch	Sonstige Symptome	Wahrscheinliche Ursache/ Erreger
weiß, krümelig	kaum	Intimzone stark gerötet, weißliche Beläge, abwischbar, Juckreiz	Candida Vulva-/Vaginalpilz
gelblich	kaum	keine	ohne weitere Symptome kann auch ein leicht gelblicher Ausfluss normal sein, er weist auf eine hohe Zellzahl (z.B. Immunzellen) hin
gelblich eitrig	unangenehm, wie eine eitrige Wunde	Brennen beim Wasserlassen, wenig Juckreiz	Gonokokken (Tripper)
grünlich, evtl. schaumig	scharf riechend	Juckreiz, Brennen beim Wasserlassen	Trichomonaden
grünlich grau, evtl. schaumig	fischig, faulig	ständiges Nässegefühl in der Intimzone, übler Geruch	Gardnerella (Mischinfektionen sind häufig), die Mischinfektionen werden als bakterielle Vaginosen zusammengefasst
rosa	keiner	leichter Unterleibsschmerz	rosa Verfärbungen zeigen eine leichte Blutbeimengung an, dieses Blut kann von kleineren Verletzungen der Vulva und Vagina stammen
klar wässrig	keiner	starkes Nässegefühl, unangenehmes Brennen in der Intimzone und beim Wasserlassen	*Ureaplasma urealyticum*, oft nach Antibiosen durch Selektion
rötlich braun	keiner	Bläschen in der Intimzone, Brennen	rötlich brauner Ausfluss ist vor und nach der Periode normal; kann außerhalb des Zeitfensters der Menstruation auf eine Infektion mit Herpesviren hinweisen

das nicht auf die lange Bank schieben. Das Risiko einer aufsteigenden Infektion in die Gebärmutter, die Eileiter und Eierstöcke ist nicht zu unterschätzen, und diese kann irreversible Folgen haben. Infektionen der genannten Organe können nicht nur zu Unfruchtbarkeit führen, sondern durch Verwachsungen und Verklebungen der entzündlichen Gewebe auch zu lebenslangen Schmerzen.

Treten die Beschwerden erstmals nach sexueller Aktivität mit einem Partner auf (das kann auch der Ehepartner sein, mit dem du seit Jahrzehnten liiert bist, und es muss noch nicht einmal ein Seitensprung die Ursache sein), gilt Kneifen schon mal gar nicht.

Infektionen der Vagina bedeuten nicht zwangsläufig krümelige oder farbige Ausflüsse, auch muss es nicht unbedingt müffeln. Die zu den Bakterien zählenden Ureoplasmen sind so eine Ausnahme. Das *Ureaplasma urealyticum* zählt im weiteren Sinne auch zu den Geschlechtskrankheiten, und das, obwohl dieses „Weichei" fakultativ pathogen ist. Unter fakultativ pathogen versteht die Fachwelt, dass diese Spezies zu einem bestimmten Anteil im natürlichen Mikrobiom der Intimzone vorkommt.
Als Weicheier bezeichne ich sie, da die Biesterchen keine Zellwand haben.

Nimmst du also ein Antibiotikum, das Bakterien beseitigt, die eine Zellwand haben (S. 70), verbesserst du die Wachstumsbedingungen der Ureoplasmen. Dabei muss das Antibiotikum nicht mal für einen Blaseninfekt oder eine Infektion in der Intimzone eingenommen werden. Eine hartnäckige Bronchitis mit längerer Einnahme hat schon ganze Dynastien von *Ureaplasma urealyticum* hervorgebracht. Das Problem hierbei ist die sogenannte Selektion. Kriegen die Bakterien mit Zellwand regelmäßig durch das Antibiotikum eins auf die Mütze, freuen sich die ohne Zellwand über weniger Konkurrenz.

Das Hauptsymptom einer Infektion mit *Ureaplasma urealyticum* ist ein unangenehmes Brennen, der Ausfluss ist möglicherweise sehr klar und wässrig, nicht riechend, und der pH-Wert der Vagina liegt im unteren Normbereich – sprich, das Milieu ist sehr sauer. In der Praxis passiert es schnell, dass die Infektion übersehen wird und die Betroffenen mehrmals mit Brennen im Intimbereich vorstellig werden – nur wässriger Ausfluss, nicht riechend: Damit sind die Kardinalsymptome, nach denen geschaut wird, wenn es um Infektionen geht, schon mal nicht erfüllt, weshalb die Infektion gelegentlich mal durchrutscht.

AUSFLUG

Die Geschlechtskrankheiten großer Geister

Um die Peinlichkeit vor Geschlechtskrankheiten ein wenig zu reduzieren, helfen dir möglicherweise berühmte Persönlichkeiten. Dass die „Matratzengruft" des deutschen Dichterfürsten Heinrich Heine die Folge einer unbehandelten Syphilis war, sorgte schon in der Schule für Tuscheleien und Gekicher.

Dass aber die Taubheit eines anderen Genies ebenfalls auf einer unbehandelten Syphilis beruhen könnte, gilt erst seit neuesten Untersuchungen als sehr wahrscheinlich. Es handelt sich hierbei um niemand geringeren als Ludwig van Beethoven. Die Mode seiner Zeit, Haarlocken zu verschicken, brachte Jahrhunderte später den Mythos der genetischen Taubheit ins Wanken.[16] Eine der Haarlocken, die relativ zweifelsfrei wirklich von seinem Kopf stammte, wurde im Labor untersucht, und hierbei wurden Hinweise auf die Erreger der Syphilis gefunden.

Die Behandlung des *Ureaplasma urealyticum* sollte wie bei allen möglicherweise sexuell übertragbaren Infektionen die Sexualpartner:innen einbeziehen. Hierbei ist natürlich Fingerspitzengefühl in der ärztlichen Aufklärung gefragt. Wie beschrieben kann eine derartige Infektion durch die Selektion im Mikrobiom entstanden sein, etwa durch vorherige Antibiosen für eine Bronchitis, und nicht durch eventuelle sexuelle Kontakte. Das ist wichtig zu wissen für dich und deine/n Partner:in.

Neben den Pilzen und Bakterien gibt es weitere Lebensformen, die gelegentlich Besiedlungsversuche der Intimzone unternehmen. Diese sind der Vollständigkeit halber hier zusammengefasst:

Protozoen oder Parasiten, z. B. Trichomonaden

Geißeltierchen werden diese auch genannt. Das klingt niedlich, hat aber in der Intimzone nichts verloren. Die Infektion kann schon mal im Schwimmbad, auf unsauberen Toiletten oder ähnlichen Orten stattgefunden haben. Mit ihren Geißeln sind die Tierchen in feuchter Umgebung sehr gut beweglich. Die Infektion beginnt mit Juckreiz und Brennen in der Intimzone. Typischerweise kommt es zu punktförmigen Rötungen. In Fachkreisen werden diese Pünktchen, so diese am Gebärmutterhals, der Cervix, auftreten, „Erdbeercervix" genannt. Der Ausfluss bei einer Infektion ist häufig schaumig und grünlich.

Viren

Herpesviren können in der Intimzone die typischen unangenehmen Bläschen hervorrufen. Wie die Lippenherpesviren verbleiben die Genitalherpesviren im Körper – immer wenn das Immunsystem mal schlecht drauf ist, können die Infektionen wieder aufflammen. Von den *Herpes-simplex*-Viren muss der *Herpes zoster* – die Gürtelrose – differenziert werden. Wer in seinem Leben bereits Windpocken hatte, kann an einer Gürtelrose in der Intimzone erkranken, die sehr schmerzhaft sein kann. Die Bläschen sind nämlich nur das äußere Zeichen einer Infektion, die die Nerven in einem umschriebenen Bereich betrifft.

Filzläuse

Diese „Haustierchen“ werden über engen Körperkontakt übertragen, allerdings nicht nur über Sexualkontakte. Häufig stammt die Übertragung aus zwielichtigen Unterkünften mit alten, ungepflegten Matratzen, es gibt ganze Paralleluniversen dieser Spezies in diversen Schullandheimen. Die Symptome sind heftiger Juckreiz und sichtbare Einstichstellen. Interessanterweise ist das Wissen um diese unliebsamen Bettbewohner eher Unwissen. Wird eines der Tierchen, mit bloßem Auge gerade so erkennbar, ertappt, diagnostizieren sich betroffene Personen eher eine Zeckeninvasion als die vulgär bezeichneten „Sackratten“. Filzläuse und andere kleine Haarbewohner sind wahrscheinlich der Grund, dass in zahlreichen Kulturen die genitale Haarlosigkeit bevorzugt wird. Keine Haare, kein Ungeziefer!

Erste Hilfe bei Juckreiz in der Intimzone

Es gibt wohl kaum etwas Unangenehmeres und Schambesetzteres als Juckreiz in der Intimzone. Anders als bei einzelnen Vertretern des männlichen Geschlechts, die keinerlei Hemmungen haben, sich den Schritt auch in der Öffentlichkeit zu kratzen, ist das bei Frauen ein Tabu. Dabei ist der Pruritus (Fachausdruck für Juckreiz) verbreiteter als gemeinhin gedacht. 5–10 % aller Frauen juckt es regelmäßig im Schritt.[17]

Nicht immer sind ungebetene Gäste die Ursache, allen voran die Candidapilze. Auch Hautveränderungen wie Verdickungen (Lichen) oder Ekzeme lösen Juckreiz aus. Diskussionen in Fachkreisen, ob Juckreiz eine Unterform der Schmerzen sei, eine verstärkte Hormonausschüttung die Ursache ist oder doch Entzündungsbotenstoffe, lassen wir jetzt mal in der akademischen Ecke stehen, denn es wird Hilfe benötigt, und das zügig![18] Kratzen hilft schon mal nicht.

EXPERT:INNENWISSEN

Kratzreflex

Wenn die Haut juckt, hat das in der Regel eine Ursache. Diese Ursache können Insekten oder Parasiten sein, auch Giftstoffe gehören dazu. Das Kratzen ist ein Reflex, den Mutter Natur dazu eingerichtet hat, Insekten oder ähnliches Getier zu entfernen. Ähnlich sieht es beim Jucken durch Insektenstiche aus. Durch das Kratzen werden nicht nur Giftstoffe verteilt, auch die Durchblutung der Hautschichten wird lokal gefördert, und es werden dadurch mehr Blut und Immunzellen zum Ort des Geschehens geschleust. Wird sehr stark gekratzt, werden die oberen Hautschichten verletzt, und aus der entstehenden Wunde kann Blut austreten – das macht das Ganze allerdings eher schlimmer als besser.

Mit viel Konzentration und Ablenkung kann der Kratzreflex unterdrückt werden. Interessant ist ein Tipp, den ich von einer befreundeten Kinderärztin erhielt und den ich meinen Patient:innen, die unter chronischem Juckreiz leiden, mit auf den Weg gebe. Unser Gehirn lässt sich nämlich ganz gern täuschen: Es handelt sich um ein sogenanntes Kratzklötzchen. Benötigt wird ein

Holzbrettchen oder Klötzchen, über das ein Fensterleder gezogen wird. Die Oberfläche ist der Haut nicht unähnlich. Anstatt auf der Juckstelle hilft das Kratzen auf dem Klötzchen, um den Juckreiz zu stillen. Je näher das Kratzklötzchen an der Juckstelle ist, umso besser. Probier es bei der nächsten Mückenplage mal selbst aus.

Behandlungsprinzipien

Kühlen

Hierfür reicht ein handelsüblicher sauberer Waschlappen oder ein kleines Handtuch, das in kaltes Wasser getaucht auf die juckenden Stellen aufgebracht wird.

Intimzone lüften

Mach es dir auf deinem Bett oder Sofa bequem, Kissen unter den Hintern und Beine spreizen, sodass die Vulva gut geöffnet ist.

„Trockenes" befeuchten

Ist die Vulva oder Vagina trocken, nutze befeuchtende Tücher (ein Rezept dazu findest du auf S. 151) sowie hochwertige Öle, die die Pflege und die Regeneration der Intimhaut unterstützen.

„Feuchtes" trocknen

Eine undichte Blase, Schwitzen und vermehrter vaginaler Ausfluss können juckreizfördernd sein. Sorge für ein trockenes Milieu: Nutze saugende Unterwäsche aus Baumwolle, die du regelmäßig wechselst, z. B. auf längeren Wanderungen oder Fahrradtouren. Vorlagen auf Baumwollbasis sind ebenfalls nützlich, um die Feuchtigkeit zu binden. Pflegepuder oder einfaches Babypuder ist hervorragend geeignet, um die Intimzone trocken zu halten. Pflegetücher mit Zusätzen, die adstringierend (zusammenziehend) wirken, unterstützen langfristig. Sind diese gerade nicht zur Hand, hast du eventuell einen Teebeutel mit schwarzem oder grünem Tee griffbereit. Überbrühe diesen mit etwas heißem Wasser. 50 ml reichen aus. Wenn die enthaltenen Teeblätter aufgequollen sind, lege den Teebeutel auf die juckenden Stellen.

Sitzbäder

Um den Juckreiz zu mildern, kommen solche mit adstringierenden Zusätzen wie Zaubernussstrauchblätter oder Frauenmantel infrage. Bei der Verwendung von Eichenrinde, die vor allem bei Geburtsverletzungen eingesetzt wird, solltest du beachten, dass die Wanne oder das Sitzbadgefäß und die hineingehaltenen Körperteile braun einfärben. Aus den genannten Pflanzen kannst du eigene Feuchttücher herstellen.

Steam und „Steam to go"

Neben Kühlen kann auch Wärme Juckreiz wirksam lindern. Zahlreiche ätherische Öle tragen zur Hautberuhigung bei – prinzipiell. Bei Hautverletzungen, die durch Kratzen entstanden sind, kann es allerdings zu einem unangenehmen Brennen kommen.

Ungebetene Untermieter der Vulva und Vagina

Solltest du zur Mehrheit der Frauen gehören, die bereits Erfahrungen mit unliebsamen Eindringlingen in die Intimzone gemacht haben, so sind in diesem Abschnitt einige Empfehlungen zusammengefasst, welche pflanzlichen Helferlein Unterstützung bieten, diese wieder loszuwerden. Aus klinischer Sicht ist dieser Teil für mich am schwierigsten zu schreiben. Ich habe keine Sorge, hier „Geheimwissen" auszuplaudern, und trotzdem möchte ich dir meinen Gewissenskonflikt kurz erklären. Wenn du die vorangegangenen Kapitel gelesen hast, solltest du eine Message klar verinnerlicht haben: Pflanzenmedizin ist keine sanfte Medizin. Die Aromatherapie mit ätherischen Ölen, um die es hier gehen wird, hat noch jede Menge Risiken mehr, wenn sie falsch angewendet wird.

Ätherische Öle sind hoch konzentrierte Substanzen, die zu Verätzungen führen können, nicht nur wenn man sich bei der Herstellung einer Ölmischung mal kurz am Auge reibt, auch auf und an der Haut der empfindlichen Intimzone. Verwendest du die falsche Mischung, selektierst du unter Umständen Bakterien heraus und gibst den falschen Mitbewohnern optimale Wachstumsbedingungen, wodurch sich das Problem folglich nur verschiebt. Es ist eine Gratwanderung, auf die ich dich nun mitnehme.

Und noch was: Setze die Vorschläge unterstützend ein, keine der genannten Rezepturen solltest du anstatt einer Antibiose oder einer Erstbehandlung mit einem Antipilzmittel verwenden. Vor allem gilt dieser Grundsatz, wenn du zum ersten Mal eine Infektion hast. Lass die Beschwerden zunächst auch von einer medizinischen Fachperson deines Vertrauens begutachten.

Ätherische Öle

Ätherische Öle sind keine magischen Substanzen, sondern Vielstoffgemische. Der Geruch entsteht dadurch, dass Teile dieser ätherischen Öle bei Raumtemperatur verdampfen. Ersthelfer sind ätherische Öle mit einer sehr breiten Wirksamkeit, wie beispielsweise Teebaumöl. Das Problem an ätherischen Ölen ist die zusätzliche Reizung des Gewebes. Eine Verschiebung der unangenehmen Empfindungen von Juckreiz zu Brennen hilft nicht wirklich nachhaltig. Eingesetzt werden können die Öle als Vaginalzäpfchen oder in einem Sitzdampfbad (Steaming). Die Verwendung als „Steam to go" ist ebenfalls möglich.

Eine der größten Arbeiten zur Wirksamkeit von ätherischen Ölen ist mittlerweile fast zwanzig Jahre alt.[19] Eine Übersicht über die wichtigsten ätherischen Öle gegen bekannte Keime und Pilze der Intimzone aus dieser und anderen Veröffentlichungen ist hier zusammengestellt.

Bei wiederkehrenden Infektionen ist eine Bestimmung der Erreger sinnvoll. In der konservativen Therapie wird diese durchgeführt, um ein passgenaues Antibiotikum oder Antimykotikum auszuwählen, gegen das die Krankheitserreger nicht immun sind. Die Ergebnisse der Bestimmung können auch für die Auswahl eines oder mehrerer ätherischer Öle genutzt werden.

Einige sehr gut wirksame ätherische Öle können aufgrund der Tatsache, dass sie gewebereizend wirken, nicht oder nur beschränkt eingesetzt werden. Generell gilt, dass ätherische Öle in der Selbstanwendung nicht höher als 2–3 % auf ein Trägeröl (z. B. Mandelöl) oder in eine Schüttelmischung mit Wasser gebracht und angewendet werden dürfen. Schwere Nebenwirkungen wie allergische Reaktionen oder Verätzungen könnten die Folge sein. Möchtest du Mischungen einsetzen, gilt auch für diese, sie nicht höher als auf 2–3 % insgesamt zu dosieren. Für die Wirkung der hochpotenten ätherischen Öle ist diese Konzentration in der Regel völlig ausreichend. Auch in meiner Praxis arbeite ich selten mit höheren Dosierungen in Vaginalzäpfchen oder in „Steam to go"-Mischungen.

Keim/Erreger	Ätherisches Öl mit sehr guter Wirksamkeit	Ätherisches Öl mit guter Wirksamkeit
Escherichia coli	Muskatellersalbei, Rosmarin, Lavendel	Thymian, Wacholder, Zimt
Pseudomonas aeruginosa	Lemongrass	Thymian
Mykoplasmen	Rosmarin	Zimt, Nelke
Proteus mirabilis	Thymian, Ysop	Rosengeranie
Staphylococcus aureus	Lemongrass, Palmarosa, Myrrhe	Muskatellersalbei, Kamille
Trichomonaden	Myrrhe, Pfefferminze, Knoblauch	Muskatellersalbei
Candida albicans	Knoblauch, Myrrhe, Majoran, Zimt	Teebaum, Nelke
Herpesviren	Melisse	Teebaum

Die Verfügbarkeit von Fertiglösungen im Handel zur Verwendung in einem Sitzdampfbad oder einem „Steam to go" sind zurzeit leider noch begrenzt, aber der/die Apotheker:in deines Vertrauens kann dir helfen. Die Herstellung von Lösungen oder Zäpfchen sind Kernbereiche der Apotheke. Einfach nachfragen. Das gilt auch für die Herstellung von Vaginalzäpfchen (S. 171).

EXPERT:INNENWISSEN

Die 1%ige Lösung

Gehen wir mal davon aus, dass du nun selbst ein ätherisches Öl mit einer Trägersubstanz mischen möchtest – sei es, um Vaginalkügelchen oder ein Massageöl herzustellen. Vaginalkügelchen bestehen aus Kakao- oder Sheabutter, haben einen Durchmesser von etwa 2 cm und werden zur Pflege der Vagina bzw. zur Therapie gegen Infektionen verwendet.

Du hast schon ein ätherisches Öl deiner Wahl erstanden (in hochwertiger Qualität) und die entsprechende Menge Wasser oder Trägeröl in einem Gefäß abgemessen oder Kakaobutter geschmolzen. Jetzt hast du ein Fläschchen mit dem ätherischen Öl in der Hand und ein großes Fragezeichen auf der Stirn: Wie kriegst du die im Rezept verlangte Konzentration von 1 % überhaupt hin?

Ätherische Öle werden in der Regel in Fläschchen à 5–10 ml zum Kauf angeboten und sind nicht ganz billig. Nach Adam Riese hättest du jetzt die Möglichkeit, die 10-ml-Flasche mit dem ätherischen Öl auf 1 Liter Trägerflüssigkeit zu kippen (oder 500 ml, wenn du eine 5-ml-Falsche erstanden hast). Das ist zwar mathematisch die richtige Lösung, für die Herstellung einer 1%igen Lösung aber ziemliche Verschwendung. Mit 1 Liter Massageöl kannst du zu Weihnachten eventuell noch deine Freundinnen beglücken, aber was machst du mit 1 Liter Intimserum, zumal die Haltbarkeit begrenzt ist und nur wenige Tropfen für eine Anwendung genügen? Es ist unökonomisch und teuer. Außerdem halten ätherische Öle nicht unbegrenzt, also muss eine andere Lösung her:

Glücklicherweise sind die Tropfflaschen, besser gesagt deren Aufsätze, genormt. In Abhängigkeit von der Beschaffenheit des ätherischen Öls entsprechen 15–20 Tropfen aus dem Tropfausguss 1 ml. Um sparsam zu mischen, kannst du also 10 ml Trägerflüssigkeit (z. B. Trägeröl, Wasser) in einer handelsüblichen Spritze aufziehen und 1–2 Tropfen vom ätherischen Öl hineingeben – damit hast du eine 1%ige Lösung hergestellt.

Vaginalzäpfchen mit ätherischen Ölen sind sehr effektiv und individuell einsetzbar. Sie haben aber ein dickes Problem: Es resultiert aus der Tatsache, dass die Vagina von Frauen ein klinischer Körperteil ist.

Was ist denn ein klinischer Körperteil, fragst du dich jetzt vermutlich, wieder so eine Wortselbstschöpfung? Mitnichten. Alles, was benötigt wird zur Pflege der äußeren Körperregionen – also alles von deinen Kopfhaaren bis zu den Zehennägeln (und hier ist die Mundhöhle samt Zähnen eingeschlossen) –, zählt zu den Kosmetika. Das ist für die Intimzone anders. Was du im Bereich der äußeren und inneren Vulva anwendest, ist Kosmetik. In dem Moment aber, in dem du die Finger benutzt, um in die anschließende Vagina zu fassen, ist das ein klinischer Bereich. Was du einführen musst, um zum vaginalen Bestimmungsort zu gelangen, ist entweder ein Medikament oder ein Medizinprodukt – keine Kosmetik.

Über diese Wortklauberei kann man nun die Schultern zucken, aber leider hat diese Zuordnung schwerwiegende Folgen: Um ein Medikament oder ein Medizinprodukt auf den Markt zu bringen, braucht es Zulassungsstudien, um die Sicherheit und Wirksamkeit nachzuweisen. Diese Zulassungsstudien sind langwierig und teuer. Für Suppositorien (Fachbegriff für Vaginalzäpfchen) mit ätherischen Ölen lohnt sich das nicht, denn es gibt keinen Patentschutz. Also hat keine Firma Interesse daran, derartige Studien durchzuführen.

Aus meiner Sicht ist diese Klassifizierung nicht zielführend und an der Frau vorbeigedacht. Es erscheint mir nicht logisch, dass z. B. das Gurgeln mit einer Mundspülung, die in der Zusammensetzung Rohrreiniger nicht unähnlich ist und ganze Hundertschaften von hilfreichen Mikroben wegputzt, als unproblematisch angesehen wird, wohingegen zahlreiche klinische Studien und eine Marktzulassung nötig sind, um ein Stück Kakaobutter mit Sanddorn und einem ätherischen Öl in die Vagina einzuführen. Es mag auffallen, dass ich an dieser Stelle ein wenig emotional bin, aber die Konsequenzen sehen meine Kolleg:innen und ich fast täglich in der Praxis: Reizungen, Entzündungen, Trockenheit – gerade bei Frauen ab dem Klimakterium.

Rezepturbeispiele für Vaginalzäpfchen

Wenn du dir anhand deiner Symptome ziemlich sicher bist, um was es sich bei deinen Beschwerden handelt, weil du diese nicht zum ersten Mal erlebst und du bereits deshalb bei deiner Ärztin oder deinem Arzt vorgesprochen hast, gebe ich dir hier ein paar Empfehlungen, die du mit dem Fachpersonal deines Vertrauens gern besprechen und in der Apotheke deiner Wahl bestellen kannst.

Die Rezepte sind für dein/e Apotheker:in schon in Rezeptursprache verfasst – hier eine Übersetzung für dich. Die aufgeführten Rezepte sind sogenannte Breitbandätherika und nicht für den Dauergebrauch bestimmt. Für den Fall, dass du ein ätherisches Öl nicht verträgst, habe ich mehrere Rezepte angegeben, sodass du auf die andere Mischung ausweichen kannst.

Rp.: recipe – nimm

ãã: ana partes aequales – zu gleichen Teilen

qs: quantum satis – so viel wie nötig

D.S.: da, signa – gib und bezeichne

Bakterien (bakterielle Mischinfektion)

Rp.

Muskatellersalbei, ätherisches Öl

Thymian, ätherisches Öl

Lavendel, ätherisches Öl

ãã 3 %

qs Kakaobutter

1 Vaginalzäpfchen à 2 g

5 Vaginalzäpfchen

Rp.

Palmarosa, ätherisches Öl

Teebaum, ätherisches Öl

Lemongrass, ätherisches Öl

ãã 3 %

qs Kakaobutter

1 Vaginalzäpfchen à 2 g

5 Vaginalzäpfchen

D.S. 1 Vaginalzäpfchen abends für 5 Tage, nicht während der Menstruation

Candida (Vaginalpilz)

Rp.

Myrrhe, ätherisches Öl

Thymian, ätherisches Öl

ãã 3 %

qs Kakaobutter

1 Vaginalzäpfchen à 2 g

10 Vaginalzäpfchen

Rp.

Teebaum, ätherisches Öl

Majoran, ätherisches Öl

ãã 3 %

qs Kakaobutter

1 Vaginalzäpfchen à 2 g

10 Vaginalzäpfchen

D.S. 1 Vaginalzäpfchen abends für 10 Tage, nicht während der Menstruation

Herpesviren

Rp.

Melisse, ätherisches Öl 2 %

Rosengeranie 1 %

qs Kakaobutter

1 Vaginalzäpfchen à 2 g

10 Vaginalzäpfchen

D.S. 1 Vaginalzäpfchen abends für 10 Tage, nicht während der Menstruation

Prophylaxe

Prophylaxe kommt aus dem Griechischen und bedeutet „vorbeugen, um Risiken für Erkrankungen zu minimieren".

Sich vor Infektionen aus Sexualkontakten zu schützen, sollte selbstverständlich sein – falls es doch mal zu einem Unfall kommt, konsultiere das Fachpersonal deines Vertrauens; die Methode „Augen zu und durch" bringt leider überhaupt nichts.

Infektionen der Vulva und Vagina sind ätzend, zumal diese oft kein einmaliges Erlebnis bleiben, und viele erleben die Heimsuchung unerwünschter Krankheitserreger öfter, als ihnen lieb ist. Fehlende Sauberkeit ist fast nie die Ursache für Infektionen.

Was kannst du also tun, um die Flora im Schritt stabil und gesund zu halten? Pflegen, pflegen, pflegen und gern ein viertes Mal pflegen!

Wellness und Pflege für deine Intimzone ist nichts Frivoles, Verbotenes oder Anstößiges. Aus den jahrzehntelangen Warnungen von „Fachleuten" vor einem Zuviel ist mittlerweile ein Zuwenig (bis gar nichts) geworden. Das betrifft nicht unbedingt die Hygiene, wohl aber die Pflege unserer Intimzone. Oft hängt die Pflegeroutine der Intimzone mit der Altersgruppe und dem erlernten Hygieneverhalten zusammen.

Was ist eine richtige Intimpflege? Hierzu ein paar Empfehlungen:

- Regelmäßige Reinigung (ein- bis zweimal täglich sind optimal) mit neutralen, sanften Waschmitteln oder sauren Produkten, es reicht aber auch ein Schuss Essig in klarem Waschwasser. Wichtig ist, dass die seifigen Produkte vollständig aus der Vulva entfernt werden. Die Richtung beim Reinigen der Intimzone (sowie mit dem Klopapier) ist stets von vorn nach hinten!
- Sitzdampfbäder mit pflegenden Zusätzen und Kräutern (Rose, Kamille, Salbei, Lavendel) sind wohltuend und entspannend.
- Die Zellen der Haut von Vulva und Vagina müssen ausreichend mit Wasser versorgt sein. Das verhindert kleine Risse im Gewebe, durch die Krankheitserreger eindringen können. Das funktioniert am besten mit feuchtigkeitsspendender Pflege. Diese Pflege kann synthetisch (Hyaluron) oder pflanzlich (Aloe vera, Hanföl, Sanddorn, Olivenöl, Kokosöl) sein. Die Wirkung der Pflanzenöle

kann mit ätherischen Ölen, die regenerierend und entzündungshemmend wirken, verstärkt werden. Wichtig ist, dass die Produkte dermatologisch getestet sind. Pure Pflanzenöle wie Hanf, Kokos oder Walnuss sind gute Feuchtigkeitsspender, sofern du diese verträgst und nicht allergisch darauf reagierst.

- Im höheren fruchtbaren Alter, im Klimakterium und danach steigt der Bedarf an Pflege. Regenerierende Intimkügelchen mit ätherischen Ölen sind eine sinnvolle zusätzliche Option, um die tägliche Pflege zu ergänzen. Leider sind kaum Produkte im Handel verfügbar, da die vaginale Anwendungsform ein Medizinprodukt ist. Vaginalkügelchen kannst du aber einfach selbst herstellen.

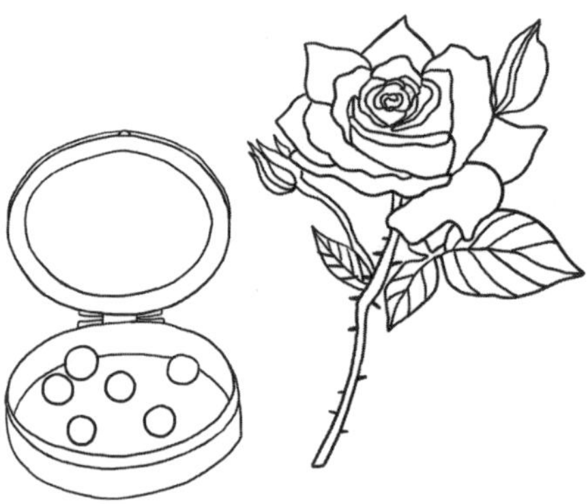

Rezeptur für regenerierende Intimkügelchen

Alle Zutaten sind im Reformhaus erhältlich.

25 g Sheabutter

25 g Kakaobutter

10 Tropfen ätherisches Öl Rose (türkische)

10 Tropfen ätherisches Lavendelöl (echtes)

2 ml Aloe vera 10-fach

Zubereitung:

- Sheabutter und Kakaobutter langsam im Wasserbad schmelzen. Dafür genügt heißes Wasser aus der Leitung – der Schmelzpunkt liegt unterhalb von 40 °C (das Wasserbad muss nicht kochen!).
- Die Aloe vera unter die flüssige Butter mischen. So lange rühren, bis die flüssige und die feste Phase sich gut verbunden haben.
- Jeweils 10 Tropfen Rose und Lavendel zufügen und nochmals kräftig durchrühren.
- Die Masse abkühlen lassen (evtl. im Kühlschrank), bis diese leicht formbar ist. Idealerweise hat sie dann die Konsistenz von weichem Wachs oder Knete.
- 20–25 kleine Kügelchen formen.
- In einem luftdicht verschlossenen Gefäß sind die Kügelchen ca. 4 Wochen im Kühlschrank haltbar.
- Abends 1 Kügelchen in die Vagina einführen.

P. S.: Die Kügelchen lassen sich auch gut verschenken.

Die Pflege der Lactobazillen

Wichtige Geschöpfe deiner Intimzone sind die Lactobazillen. Diese helfen dir, krank machende Keime fernzuhalten. Sieh diese Mitbewohner als unzählige Haustierchen, um die du dich kümmern solltest:

- **Sorge für Zuzug**
  Die Lactobazillen sind gelegentlich Mimosen. Sei es falsche Ernährung mit zu viel Zucker oder Alkohol, sei es eine notwendige Antibiose – schnell verdrücken sich die Lactobazillen. Die Neubesiedelung erfolgt über den Darm. Probiotika können nicht nur helfen, die Darmflora wiederaufzubauen, auch neue Mieter in der Intimzone siedeln sich auf diesem Weg an.
- **Füttere sie regelmäßig**
  Lactobazillen lieben milchsauer vergorene Lebensmittel. Hierzu gehören Joghurt, Kefir, Sauerkraut, Kimchi, Brottrunk, saure Gurken, Apfelessig und andere Lebensmittel. Selbst wenn du diese im ersten Moment nicht magst, bau diese regelmäßig in deinen Speiseplan ein. Der Zeitpunkt, an dem du regelrechten Heißhunger darauf bekommst – was nichts anderes heißt, als dass dein Körper dir sagen möchte, dass er genau das jetzt braucht –, ist näher, als du denkst.
- **Regelmäßiges Lüften**
  Zu enge und synthetische Unterwäsche nimmt den Sensibelchen den Sauerstoff. Sorg dafür, dass eine gute Luftzufuhr herrscht.
- **Vermeide falsche Hygiene**
  Toilettenpapier wird immer von vorn nach hinten benutzt. Andersherum erleichterst du die Zuwanderung von Darmbakterien. Die Intimzone solltest du außerdem nicht mit Seife schrubben, sonst packen die Lactobazillen ihre Koffer und suchen sich eine andere Bleibe.

AUSFLUG

Neunzig Jahre Intimhygiene

Mit der Machtübernahme der Nationalsozialisten und dem daraus folgenden Zweiten Weltkrieg war den aufkeimenden Frauenbewegungen zumindest in Deutschland zunächst ein Ende gesetzt. Entsprechend der Propaganda der NSDAP kam der deutschen Frau nun im Volkskörper eine Hauptrolle zu, nämlich die der Mutter. Dafür hatte sie sich rein und sauber zu halten. Von Kolleg:innen kenne ich Fälle von über 90-jährigen Frauen mit Vaginalentzündungen, die auf die Intimpflege zurückzuführen sind. Auch im hohen Alter kommt dreimal täglich die Kernseife zum Einsatz, was bei den altersbedingten Hautveränderungen problematisch ist. Intensive Gespräche führen nicht zum Ziel: „Aber sonst bin ich doch nicht sauber!", lautet die Antwort auf die Empfehlung, diese Routine zu überdenken.

Der Trend der 1970er-Jahre waren Kosmetikprodukte in Sprayflaschen. Von Haarspray bis Trockenshampoo – was nicht aus der Dose sprühte, war nicht modern. Intimsprays waren an der Tages- und Pflegeordnung. Der Eigengeruch wurde als unangenehm wahrgenommen und übersprüht. Einige der Intimsprays enthielten Hexachlorophen – einen antimikrobiellen Stoff, der bereits damals als nicht ungefährlich eingestuft wurde. Die Stiftung Warentest war 1973 zur Stelle und testete die geruchsneutralisierende Wirkung diverser Sprays. Hierfür wurde den Versuchspersonen eine Zwiebel über den Unterarm gerieben und das Intimspray darübergesprüht. Nach drei Stunden sollten die Proband:innen dann beurteilen, inwieweit dieser Geruch nun als neutral wahrgenommen wurde. Schwefelige Stinker (die Zwiebel) als Testgeruch einer Vagina. Nun ja.

Das Laster der heutigen Zeit heißt Feuchttücher. Sprühten unsere Mütter und Großmütter, so wird heute weithin geschmiert. Ob der Kinderpopo oder das Make-up – die feuchten Helferlein, schön hygienisch verpackt, sind stets zur Stelle, auch und vor allem wenn es untenrum mal schnell gehen soll. Prinzipiell ist gegen ein feuchtes Tuch nichts einzuwenden, doch unproblematisch ist die Liste der Zusatzstoffe, um die zumeist nicht kompostierbaren Tücher feucht und frisch zu halten, nicht. Einige Kolleg:innen gestehen der „Schmierpandemie" eine tragende Rolle bei den Infektionen der Intimzone zu.

PFLANZENALMANACH

Auf den nächsten Seiten findest du eine alphabetische Übersicht über Pflanzen, die bei der Behandlung von Infektionen der Intimzone oder auch zur Vorbeugung und Pflege eingesetzt werden können. Dem möchte ich wiederum eine Warnung voranstellen: Fast immer ist etwas, das aussieht wie eine Maus und piepst wie eine Maus, auch genau das: eine Maus.

Symptome, die du gut kennst, kannst du versuchen, selbst zu versorgen oder diesen vorzubeugen – der Selbstbehandlung sind jedoch Grenzen gesetzt. Wie bereits erwähnt betrifft das akute Symptome mit starken Schmerzen und Fieber: Hier muss sich eine Fachperson deines Vertrauens Gedanken zu einer schnell wirksamen Therapie machen.

Hast du regelmäßig Beschwerden und deine Maßnahmen zur Behandlung wirken nicht, solltest du ebenfalls Rat einholen, vor allem wenn du schwanger sein solltest oder chronische Erkrankungen hast und regelmäßig Medikamente einnimmst. Manchmal ist die oben genannte Maus aber auch etwas anderes und gibt nur vor, eine Maus zu sein – das wird selten der Fall sein, kommt aber vor. Das wird nur das Fachpersonal herausfinden.

In den Kurzvorstellungen der Pflanzen(teile) findest du die historischen oder volkstümlichen Namen, diese geben einen guten Eindruck über deren Verwendung. Sofern vorhanden gebe ich wissenschaftlich belegte Anwendungen an, die um die traditionelle Nutzung ergänzt werden. Die Dosierungen gelten für gesunde Personen ohne Einnahme von Medikamenten, die die Wirksamkeit und die Verfügbarkeit beeinflussen können. Besonderheiten und Warnhinweise sind ebenfalls vermerkt, und unter „Auch interessant“ rundet ein Wissensschmankerl jedes Kurzporträt ab.

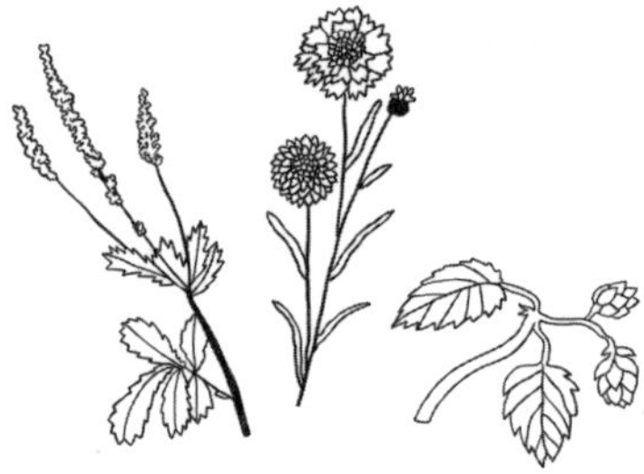

ACKERSCHACHTELHALM *(Equisetum arvense)*

Volkstümliche Namen Zinnkraut, Pfannenputzerkraut

Pflanzenklasse Schachtelhalme

Was wird verwendet Oberirdisches Kraut

Wissenschaftlich geprüft Schachtelhalm enthält viele mineralische Stoffe (z. B. Kieselsäure), fast 10 %. Daher knirscht er, wenn du auf ein frisches Stück beißt. Diese mineralischen Stoffe sind einerseits gut für Haut und Haare, bewirken aber auch, dass der Körper mehr Wasser benötigt, um diese Mineralien auszuspülen. Hierdurch wird die Harnmenge erhöht. Das ist bei Blasenentzündungen hilfreich.

Traditionelle Anwendung Ob nun Zinn oder andere Metalle, durch die Mineralien kommt es zu einem „Schmirgeleffekt“, und angelaufenes Zinn oder Silber glänzt schneller beim Putzen. Daher stammt der traditionelle Name Zinnkraut. Traditionell wird der Ackerschachtelhalm in der Frauenheilkunde auch bei PMS (prämenstruelles Syndrom) oder unregelmäßiger Menstruation eingesetzt.

Dosierung Ca. 2–6 g pro Tag, Frischpresssaft ist im Handel erhältlich.

Vorsicht! Bei Nierenerkrankungen nur in Absprache mit medizinischem Fachpersonal anwenden, ebenso bei eingeschränkter Leistung des Herzens. Bei Selbstsammlungen besteht große Verwechslungsgefahr mit seinem giftigen Verwandten, dem Sumpfschachtelhalm.

Besonderheiten Der hohe Gehalt an Mineralstoffen macht sich bereits beim Kauen frischer Schachtelhalmäste bemerkbar – es knirscht zwischen den Zähnen, als würde man auf Sand kauen.

Auch interessant Der Signaturenlehre ist die Anwendung bei Nervosität und Zerstreutheit entlehnt – bei der klaren Anordnung der Blätter liegt das nah. Viele Phytotherapeut:innen können dies bestätigen und setzen den Ackerschachtelhalm während psychischer Belastungsphasen ein. Historisch wurde sein hohes Potenzial auf die Bewegung der Körpersäfte geschätzt, die Stockungen auflöst – wen wundert es, dass er zur Behandlung gutartiger Tumore der Gebärmutter, z. B. Myome, eingesetzt wurde.

ALOE VERA

Volkstümliche Namen Bitterschopf, Wüstenlilie

Pflanzenklasse Grasbaumgewächs

Was wird verwendet Blätterfilets. Bei Einnahme sollten Tabletten oder Kapseln eingesetzt werden, da die echte Aloe vera sehr bitter ist.

Wissenschaftlich geprüft Verstopfung; Aloe vera wirkt sehr stark abführend, ohne Gewöhnungseffekt.

Traditionelle Anwendung Die pflegende Wirkung des Aloe-vera-Saftes bei Verbrennungen, Hautreizungen und Schnittwunden ist seit dem Altertum bekannt.

Dosierung Am natürlichsten ist die Pflege mittels frischer Aloe-Filets aus den Blättern. Diese sind in gut sortierten Bioläden erhältlich. Die Blätter werden geschält und die „saftigen Filets" direkt auf der Haut verrieben. Eine Aloe-vera-Pflanze im Topf oder Garten kann ebenfalls nicht schaden. Die Linderung der Hautreizung wird auch bei Sonnenbrand geschätzt. Als Abführmittel sollte auf Fertigarzneimittel zurückgegriffen werden. Aloe vera wird vermehrt in Wellnessdrinks angeboten – die aufgeführten Eigenschaften darf der Drink nicht haben.

Vorsicht! Aloe-vera-Produkte reizen den Dickdarm, indem die Durchblutung erhöht wird. Diese Durchblutungserhöhung betrifft auch die Gebärmutter, während der Menstruation kann es also zu verstärkten Blutungen kommen. Auch bei einer Schwangerschaft (wehenfördernd) oder bei Hämorrhoiden sollte auf Aloe verzichtet werden.

Besonderheiten Wenn du keine frischen Blätter zur Verfügung hast, achte bei Aloe-Gelen auf die Zusätze: Ist viel Alkohol enthalten, so trocknet dieser die Haut wieder aus, und der Aloe-Effekt verpufft.

Auch interessant Eine der ältesten Darstellungen einer Aloe findet sich auf einer Tonscherbe, die dem babylonischen Zeitalter zugeordnet wird. Sie ist ein Hinweis auf die altertümliche Verwendung dieser Pflanze.

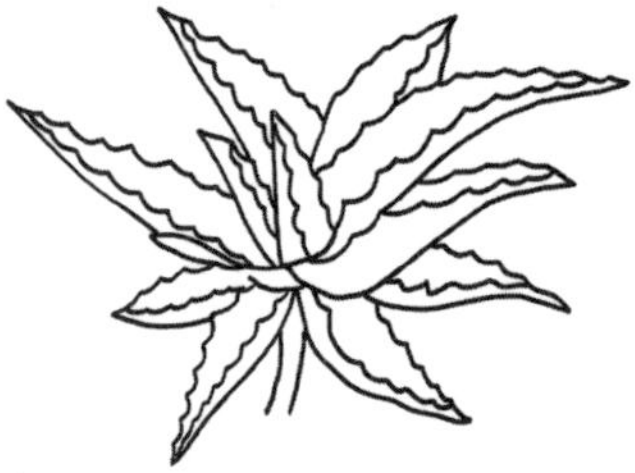

BÄRENTRAUBE *(Arctostaphylos uva-ursi)*

Volkstümliche Namen Moosbeere, Rauschbeere

Pflanzenklasse Heidekrautgewächs

Was wird verwendet Blätter

Wissenschaftlich geprüft Bärentraubenblätter werden zur Harndesinfektion eingesetzt und bei wiederkehrenden Harnwegsinfekten verwendet.

Traditionelle Anwendung Entspricht der wissenschaftlich belegten Verwendung

Dosierung Ca. 3 g auf 150 ml Wasser, Fertigpräparate sind erhältlich.

Wird häufig verwendet mit Birkenblättern, Ackerschachtelhalm, Brennnessel

Vorsicht! Bärentraubenblätter können den Magen-Darm-Trakt reizen und für Magenschmerzen und Übelkeit sorgen. Daher sollte kein Tee, sondern ein besser verträgliches Kaltmazerat (S. 120) aufgesetzt oder auf Tinkturen aus der Apotheke zurückgegriffen werden.

Besonderheiten Bärentraubenblätter enthalten einen Stoff, der harndesinfizierend wirkt, das sogenannte Arbutin, besser gesagt eine Vorstufe davon. Die Wirksamkeit ist vom pH-Wert des Urins abhängig. Dieser muss erhöht, also alkalisch sein. Das Alkalisieren des Urins lässt sich durch Natron oder pflanzenreiche Kost mit Basenbildnern erreichen.

Auch interessant Der Name kommt angeblich daher, dass die kleinen roten Beeren zur Leibspeise von Bären gehören sollen. Innerhalb Europas steht das Heidekrautgewächs übrigens unter Naturschutz.

BEIFUß *(Artemisia vulgaris)*

Volkstümliche Namen Z. B. Weiberkraut, Sonnenwendkraut

Pflanzenklasse Korbblütler

Was wird verwendet Kraut

Wissenschaftlich geprüft Negative Bewertung aufgrund toxischer Wirkstoffe, bisher keine Wirksamkeitsnachweise erbracht.

Traditionelle Anwendung Krampflösend, desinfizierend, menstruationsfördernd, verdauungsfördernd auf Fettverdauung (obligatorisches Küchenkraut zum Gänsebraten an Weihnachten)

Dosierung 0,5–2 g pro Tag als Teeaufguss über den Tag verteilt als Infus. Beifuß wird in Räucherungen verwendet und ist Bestandteil von Moxazigarren und Pads in der traditionell chinesischen Medizin: wirkt wärmend, beruhigend und entspannend.

Vorsicht! Sowohl das Kraut als auch konzentriertes ätherisches Öl enthalten Campher und Thujon, beide sind in hoher Dosierung giftig. Vor allem bei Schwangeren und Kindern ist größte Vorsicht! geboten.

Besonderheiten Beifuß galt als sogenanntes Emmenagogum – eine Pflanze, die das Blut lockt, sprich, die Menstruation auslösen kann. Er wurde daher auch als Abortivum eingesetzt. Als ein Abortivum werden Stoffe bezeichnet, die eine Schwangerschaft beenden können.

Auch interessant Beifuß galt von alters her als Weiberkraut, da er die Säfte zum Fließen bringt. Ihm wurden quer durch viele alte Kulturen heilige Kräfte nachgesagt: An Mittsommer wird aus dem Kraut ein Gürtel geflochten und nach dem Tanz um das Mittsommernachtsfeuer in die Flammen geworfen. Damit verbrannten Flüche und böse Energien.

BIRKE *(Betula pendula/pubescens)*

Volkstümliche Namen Nierenbaum

Pflanzenklasse Birkengewächse

Was wird verwendet Birkenblätter

Wissenschaftlich geprüft Birkenblätter fördern die Urinbildung und wirken ausspülend. Das gelingt aufgrund des hohen Gehaltes an Xylit (Birkenzucker). Betulin, ein anderer Wirkstoff in den Birkenblättern, wirkt antientzündlich.

Traditionelle Anwendung Siehe „Wissenschaftlich geprüft". Darüber hinaus werden Birkenblätter bei Brustschmerzen (Mastalgie) und rheumatischen Gelenkbeschwerden verwendet. Dazu wird auch die Birkenrinde eingesetzt.

Dosierung 6–10 g täglich als Tee auf mehrere Dosen verteilt. Frischpresssaft in Arzneimittelqualität steht zur Verfügung (Reformhaus) und sollte nach Herstellervorgaben eingenommen werden.

Vorsicht! Birkenpollen machen Allergikern das Leben schwer. Es muss darauf geachtet werden, das die Blätter nach der Blüte Ende Juli geerntet werden, um möglichst pollenfrei zu sein. Bei Einschränkung der Nierenfunktion sollten keine Birkenblätter angewendet werden.

Besonderheiten Der Birkenkork wird zur Behandlung von Hautkrankheiten eingesetzt, so z. B. bei der Schuppenflechte.

Auch interessant Die Birke wird schon seit Urzeiten mit positiven Eigenschaften belegt. Die Süße der Blätter wurde bereits in der Steinzeit geschätzt und das Birkenpech als Klebstoff für Steinkeile verwendet. Die Birke gilt als Baum der Fruchtbarkeit.

BIRNE *(Pyrus)*

Pflanzenklasse Rosengewächse

Was wird verwendet Blätter

Traditionelle Anwendung Entzündung der Harnwege

Dosierung Ca. 10 g pro Tag als Infus

Besonderheiten Die Inhaltsstoffe ähneln denen der Bärentraubenblätter, allerdings ist die Konzentration niedriger. Leider führen die Birnenblätter ein Schattendasein, dabei sind diese hervorragend als Basis für einen täglichen Tee geeignet, um häufigen Harnwegsinfekten vorzubeugen. Das fehlende Interesse schlägt sich in der Verfügbarkeit nieder. Getrocknete Birnenblätter sind im Handel kaum zu bekommen. Daher selbst sammeln.

Auch interessant Gerade für Kinder mit häufigen Blaseninfektionen eignen sich Birnenblätter, diese sind weit weniger bitter als beispielsweise Bärentraubenblätter.

BRENNNESSEL, GROẞE *(Urticae dioicae, folium et rhizoma)*

Pflanzenklasse Brennnesselgewächse

Was wird verwendet Blätter und Wurzel

Wissenschaftlich geprüft Blätter: Erhöhung der Urinmenge, Verbesserung bei Gelenkentzündungen und Rheuma
Wurzel: Prostatavergrößerung, Erhöhung der Harnmenge

Traditionelle Anwendung Erhöhung der Milchproduktion, Eisenmangel bei zu starker Menstruation oder nach einer Geburt, Wechseljahresbeschwerden mit Gelenkschmerzen, Haarausfall und Damenbart

Dosierung Blätter 5–10 g pro Tag, Wurzel 4–6 g pro Tag, als Tee oder Frischpresssaft

Vorsicht! Kann Magenschmerzen verursachen. Bei eingeschränkter Herzleistung und Nierenfunktion die Einnahme vorher mit Fachpersonal besprechen.

Besonderheiten Bei Infektionen in den Wechseljahren leistet die Brennnessel auch vorbeugend gute Dienste: Neben der Steigerung der Harnmenge harmonisiert sie den Hormonhaushalt, ohne selbst hormonell wirksam zu sein.

Auch interessant Eine Geschichte voller Missverständnisse ist die Verwendung der Brennnessel bei der Behandlung von Rheumaschmerzen. Als Reiztherapie verbrennen sich manche absichtlich mit einer Brennnessel und hoffen auf Linderung der Beschwerden. Es geht dabei nicht um die lokale Reizung mittels der Brennhaare, sondern um die ätherischen Öle. Im Märchen *Die elf Schwäne* flicht die Schwester für ihre Brüder Hemden aus Brennnessel, um den bösen Fluch zu bannen, der auf ihren Geschwistern liegt. Neben aller Verfremdung des Märchens, es gibt tatsächlich eine erbliche Form von Rheumatismus, die mehrheitlich Jungen betrifft, und eine Gelenkfehlstellung, die sich Schwanenhalsdeformation nennt. Es könnte in der Geschichte also ein Fünkchen Wahrheit stecken.

GÄNSEFINGERKRAUT *(Potentillae anserinae herba)*

Volkstümliche Namen Krampfkraut

Pflanzenklasse Rosengewächse

Was wird verwendet Kraut (oberirdische Pflanzenteile)

Wissenschaftlich geprüft Krampflösend und entzündungshemmend

Traditionelle Anwendung Schmerzhafte Menstruation, Blasenkrämpfe, Durchfallerkrankungen

Dosierung Die tägliche Dosis sind 4–6 g getrocknetes Kraut, dieses kann als Tee zubereitet werden. Allerdings ist Gänsefingerkraut ziemlich bitter. Tinkturen oder verkapselte Darreichungsformen sollten bevorzugt werden.

Vorsicht! Nach der Einnahme kann es zu Magenschmerzen kommen.

Besonderheiten Das Gänsefingerkraut ist ziemlich in Vergessenheit geraten, und das obwohl schon der volkstümliche Name auf die Verwendung hinweist: Krampfkraut.

Auch interessant Der Name ist ein Hinweis darauf, dass das Kräutlein zur bevorzugten Speise des gleichnamigen Federviehs gehört. Der lateinische Name *potentilla* verweist auf die Verwendung in der Antike. Zusammen mit Blutwurz (*Potentilla erecta*) und anderen gehörte die Pflanze zu den mächtigen Heilkräutern.

GEWÜRZNELKE *(Caryophylli flos)*

Volkstümliche Namen Näglein

Pflanzenklasse Myrtengewächs

Was wird verwendet Ätherisches Öl (Blütenknospen)

Wissenschaftlich geprüft Entzündungen im Mund, lokale Schmerzstillung

Traditionelle Anwendung Lokale Verwendung bei Entzündungen in der Intimzone, Sitzdampfbäder

Dosierung Ätherisches Öl in maximaler Konzentration von 1–3 %

Vorsicht! Das ätherische Öl kann Reizungen des Gewebes hervorrufen und muss sehr vorsichtig dosiert werden.

Besonderheiten Das ätherische Öl ist schmerzstillend und wird dafür oft im Mundbereich, bei Zahnwurzelschmerzen oder Aphten eingesetzt.

Auch interessant „Gute Abend, gute Nacht, mit Rosen bedacht, mit Näglein besteckt …" Das berühmte Gutenachtlied meint nicht, dass das Kindlein irgendwo festgesteckt wird. Vielmehr ist mit den Näglein die Gewürznelke gemeint. Zur Schlafförderung und zum Schutz vor bösen Geistern wurden Rosenblätter und Gewürznelken verwendet. Die bösen Geister dürften Keime gewesen sein, die Infektionen hervorrufen konnten.

GOLDRUTE *(Solidaginis virgaurea)*

Volkstümliche Namen Laurenzilorbeer

Pflanzenklasse Korbblütler

Was wird verwendet Blühende oberirdische Pflanze

Wissenschaftlich geprüft Fördert den Harnfluss, Vorbeugung von Nieren- und Harnsteinen

Traditionelle Anwendung Reizblase

Dosierung 6–12 g pro Tag als Teeaufguss aufbereiten – über den Tag verteilt trinken.

Vorsicht! Einschränkung der Nierenfunktion, Allergien gegen Korbblütler

Besonderheiten In der Komplementärmedizin wird die Goldrute zur Nierenstärkung eingesetzt. „Dass einem etwas an die Nieren geht", ist hierbei eine leichte Fehlinterpretation. Gemeint sind im Sprichwort die Nebennieren und nicht die Nieren. In den Nebennieren werden Stresshormone wie Cortisol produziert. Dass die Goldrute diese Synthese beeinflusst, wurde bisher nicht nachgewiesen.

Auch interessant Die „Solidago" sind ein Klassiker der Verwechslung, vor der einheitlichen Pflanzeneinteilung durch Carl von Linné. In mittelalterlichen Texten ist mit Solidago Beinwell gemeint. Beinwell hat völlig andere Einsatzbereiche.

HAUHECHEL, DORNIGE *(Ononis spinosa)*

Volkstümliche Namen Harnkrautwurzel, Weiberkrieg, Ochsenbrech

Pflanzenklasse Schmetterlingsblütler

Was wird verwendet Wurzel

Wissenschaftlich geprüft Milde Steigerung der Urinmenge

Traditionelle Anwendung Siehe „Wissenschaftlich geprüft"

Dosierung 5–10 g pro Tag als Teeaufguss über den Tag verteilt trinken.

Vorsicht! Bei eingeschränkter Nierenfunktion nur in Rücksprache mit Fachpersonal anwenden.

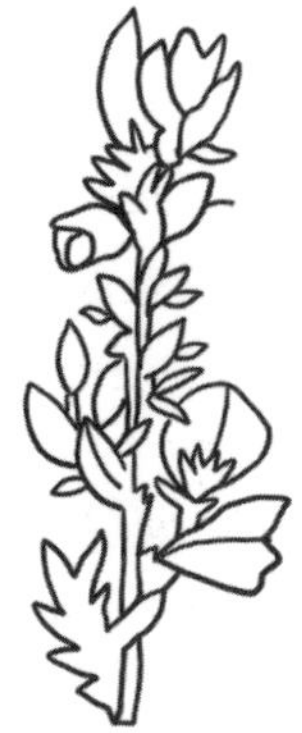

Besonderheiten Der Hauhechel stand kurzzeitig in Verdacht, Veränderungen am Erbgut hervorzurufen. Das konnte widerlegt werden.

Auch interessant Die weitverzweigte und sehr gut verwurzelte Pflanze war wohl den Bauern ein „Dorn" im Auge. Der volkstümliche Name „Ochsenbrech" geht darauf zurück, dass ein Ochsenzuggespann beim Pflügen brechen konnte, wenn eine ausgewachsene Hauhechelwurzel im Weg war.

HIMBEERE *(Rubus idaeus)*

Volkstümliche Namen Hohlbeere

Pflanzenklasse Rosengewächs

Was wird verwendet Blätter

Wissenschaftlich geprüft Mund- und Rachenentzündungen, leichter Durchfall

Traditionelle Anwendung Geburtsvorbereitung, Vorbeugung von Blasenentzündungen

Dosierung 2–8 g pro Tag als Teeaufguss über den Tag verteilt trinken.

Vorsicht! Bei Verstopfung sollten Himbeerblätter zurückhaltend eingesetzt werden – diese kann verstärkt werden.

Besonderheiten Himbeerblätter wurden zusammen mit Brombeerblättern in Haustees zur Geschmackskorrektur eingesetzt. Dass Himbeerblätter selbst eine Wirkung entfalten, ist über den guten Geschmack fast in Vergessenheit geraten.

Auch interessant Eventuell ist die Himbeere nicht so modern wie Acai-Früchte oder Acerola-Beeren: Aber die Himbeere schmeckt nicht nur lecker, sondern ist ein wahrhaftes Superfood. Sie enthält viele Vitamine und Mineralien, und obwohl sie sehr süß schmeckt, ist der Kaloriengehalt gering.

HOPFEN *(Humulus lupulus)*

Pflanzenklasse Hanfgewächse

Was wird verwendet Weibliche Blütenstände (Hopfenzapfen)

Wissenschaftlich geprüft Beruhigend, schlafanstoßend

Traditionelle Anwendung Entkrampfend (Reizblase)

Dosierung 1 g Hopfenzapfen als Teeaufguss pro Tag (allerdings sehr bitter, Fertigarzneimittel sind zu bevorzugen)

Vorsicht! Der Hautkontakt mit den Hopfenzapfen kann eine allergische Reaktion hervorrufen, die sogenannte Hopfenpflückerkrankheit.

Besonderheiten Gerade bei wiederkehrenden Blaseninfektionen in den Wechseljahren kann ein Versuch mit Hopfenzapfen Erfolg versprechend sein. Die entkrampfende Wirkung beruhigt das Blasengewebe, und die entspannende Wirkung ist vor allem abends hilfreich, um zur Ruhe zu kommen.

Auch interessant Hopfen wurde 2007 zur Arzneipflanze des Jahres gekürt, eine Ehre, die dem anderen viel diskutierten Hanfgewächs, dem Cannabis, bisher nicht zuteilwurde. Auch die klebrigen Hopfenzapfen, Hopfenhasch genannt, können getrocknet geraucht eine leichte Rauschwirkung erzielen.

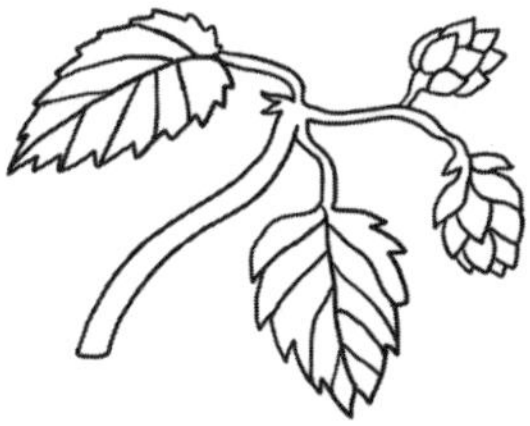

JOHANNISBEERE, SCHWARZE *(Ribes nigrum)*

Pflanzenklasse Stachelbeergewächs

Was wird verwendet Blätter

Wissenschaftlich geprüft Erhöhung der Harnmenge

Traditionelle Anwendung Blutungsstörungen bei älteren Frauen, PMS (prämenstruelles Syndrom)

Dosierung Ca. 5 g pro Tag als Teeaufguss

Besonderheiten Neben der leichten ausspülenden Wirkung wird den Johannisbeerblättern eine hormonell stabilisierende Wirkung zugeschrieben, die z. B. Blutungsstörungen positiv beeinflussen kann. Aufgrund ihres guten Geschmacks werden Johannisbeerblätter häufig Tees zugesetzt.

Auch interessant Der gute Geschmack wird den Johannisbeerblättern leider zum Verhängnis, denn dadurch werden die heilenden Eigenschaften schnell übersehen. Bei Himbeerblättern wurden und werden zur Verwendung in der Schwangerschaft Studien durchgeführt. Das ist bei den Blättern der Schwarzen Johannisbeere bisher nicht der Fall. Dabei werden diese seit Jahren von Pflanzenheilkundler:innen gefordert.

KAMILLE, ECHTE *(Matricaria chamomilla)*

Volkstümliche Namen Z. B. Magdblum, Krottenkraut – die volkstümlichen Namen der Kamille sind zahlreich.

Pflanzenklasse Korbblütler

Was wird verwendet Blüten, ätherisches Öl

Wissenschaftlich geprüft Blüten, bei innerlicher Anwendung: Bauchkrämpfe, Verdauungsprobleme
Ätherisches Öl, äußere Anwendung: Entzündungen der Haut und Schleimhäute, Infektionen

Traditionelle Anwendung Menstruationsschmerzen, Wochenbettdepression, Angststörungen, Nervosität

Dosierung Blüten: 5–10 g pro Tag als Teezubereitung
Sitzdampfbad mit maximal 3 % ätherischem Öl

Vorsicht! Die Kamille gehört zu den Korbblütlern. Kreuzallergien sind möglich.

Besonderheiten Echtes Kamillenöl ist bläulich. Aromatherapeut:innen unterscheiden zwischen römischer und deutscher Kamille, das Wirkungsspektrum beider Arten auf Keime und Mikroorganismen ist jedoch ähnlich – römische Kamille ist teurer als deutsche Kamille.

Auch interessant Die Kamille ist in Studien sehr gut untersucht, auch gegen „echte" chemische Arzneimittel. Eine sehr gute krampflösende Wirkung konnte nachgewiesen werden, allerdings nur in pflanzlichen Arzneimitteln. Diese Wirkung kann vom Teebeutel aus dem Supermarkt nicht erwartet werden: Die Qualität ist minderwertig und die Dosis pro Teebeutel viel zu niedrig. Das erklärt den Preisunterschied zwischen Drogerieregal und Apotheke.

KAPUZINERKRESSE *(Tropaeolum majus)*

Volkstümliche Namen Kapernblume

Pflanzenklasse Kapuzinerkressengewächse

Was wird verwendet Oberirdisches Kraut

Wissenschaftlich geprüft Wiederkehrende Harnwegsinfektionen

Traditionelle Anwendung Siehe „Wissenschaftlich geprüft"

Dosierung Fertigpräparate oder 1 Handvoll der Blätter, klein gehackt

Vorsicht! Nicht einnehmen bei Magengeschwüren oder Darmerkrankungen wie *Colitis ulcerosa*. Der hohe Gehalt an Senfölglykosiden kann die Darmwand stark reizen und die Beschwerden verstärken. Generell: Die Anwendung sollte nicht länger als einen Monat erfolgen.

Besonderheiten Die Knospen können wie Kapern in Essig eingelegt werden.

Auch interessant Kapuziner soll von den Kapuzen der Mönchskutten abgeleitet sein, denen die Blüten ähneln. Carl von Linné sah in den Blättern eher Schwerter und in den Blüten einen Helm.

KNOBLAUCH *(Allium sativum)*

Pflanzenklasse Amaryllisgewächse

Was wird verwendet Knolle

Wissenschaftlich geprüft Wirkt gegen Bakterien, Viren und Pilze, kann Blutfettwerte senken.

Traditionelle Anwendung Siehe „Wissenschaftlich geprüft", zusätzlich lokale Verwendung (Beimischung zu Zwiebelsäckchen bei Ohrenschmerzen)

Dosierung Ca. 4 g pro Tag als frische Zehe oder als Fertigpräparat, um der Geruchsentwicklung vorzubeugen. Lokale Anwendungen sollten die Dauer von zwei bis drei Stunden nicht überschreiten.

Vorsicht! Schleimhaut- und Hautreizungen sind möglich.

Besonderheiten Die Veränderung des Geruchs – also die typische Knoblauchfahne – kommt erst durch Abbauprozesse zustande. Die enthaltenen Schwefelprodukte können über die Lunge abgeatmet werden.

Auch interessant Herodot, ein griechischer Geschichtsschreiber, behauptete, dass in einer Hieroglypheninschrift belegt sei, dass die Pyramidenbauer täglich eine Ration an Zwiebeln, Knoblauch und Rettich erhielten. Ich habe das nicht nachgeprüft, allerdings wäre diese Maßnahme sehr sinnvoll gewesen, denn in den Massenunterkünften werden Infektionen häufig vorgekommen sein.

KORNBLUME *(Centaurea cyanus)*

Volkstümliche Namen Preußenblaublume

Pflanzenklasse Korbblütler

Was wird verwendet Blüte

Traditionelle Anwendung Die Blüten wurden historisch zur Fiebersenkung, bei Verstopfung und als Sud abgekocht zur Behandlung von Weißfluss eingesetzt.

Dosierung 1 kleine Handvoll als Zusatz in Sitzbädern oder in Abkochungen zur lokalen Behandlung von Weißfluss

Vorsicht! Allergische Reaktionen sind möglich, ebenso Kreuzreaktionen mit Kreuzblütlern.

Auch interessant Das zuckerhaltige Ackerkraut stand Pate für das Preußischblau der Uniformen der preußischen Armee.

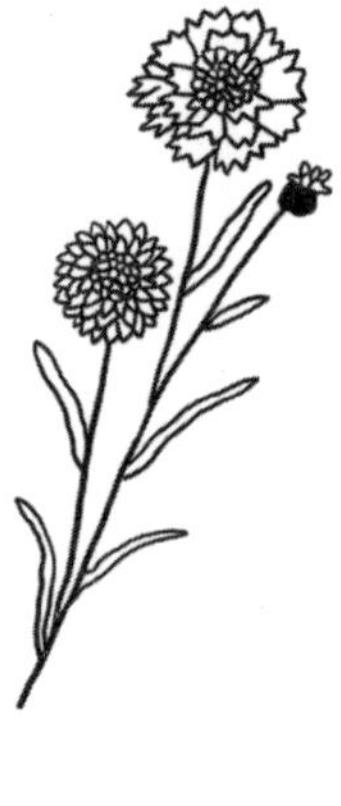

LAVENDEL, ECHTER *(Lavandula angustifolia)*

Pflanzenklasse Lippenblütler

Was wird verwendet Blüten, ätherisches Öl

Wissenschaftlich geprüft Angststörungen, Unruhezustände, Stress und Erschöpfung, Schlafhilfe

Traditionelle Anwendung Stimmungsschwankungen im Fruchtbarkeitszyklus, Infektionen der Intimzone, Dammpflege nach der Schwangerschaft, Sitzdampfbad

Dosierung Einnahme: 1–2 TL für Teezubereitung, ätherisches Öl: 1–2 %

Vorsicht! Das ätherische Öl des Echten Lavendel muss von dem Öl der sogenannten Hybriden unterschieden werden. Die Hybriden – Lavandin – haben eine andere Zusammensetzung des ätherischen Öls und enthalten beispielsweise Campher. Campher ist wehenfördernd und darf in der Schwangerschaft nicht eingesetzt werden.

Besonderheiten Lavendelblüten sind sehr zuckerhaltig und bei Bienen äußerst beliebt. Lavendelhonig hat ein typisches Aroma, allerdings keine Arzneimittelwirkung.

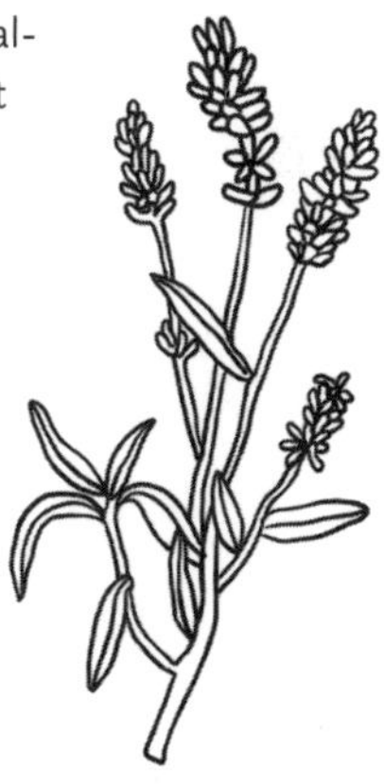

Auch interessant Lavendelsäckchen in Kleiderschränken werden nicht zur „Beduftung" der Wäsche eingesetzt, sondern vertreiben lästiges Ungeziefer wie beispielsweise Motten.

LIEBSTÖCKEL *(Levistici radix)*

Volkstümliche Namen Z. B. Maggikraut, Liebstengel

Pflanzenklasse Doldenblütler

Was wird verwendet Gesamte Pflanze

Wissenschaftlich geprüft Krampflösend, Steigerung der Harnmenge

Traditionelle Anwendung Siehe „Wissenschaftlich geprüft". In der Frauenheilkunde zur Förderung der Menstruation und bei Männern zur Potenzsteigerung genutzt.

Dosierung Ca. 4–8 g pro Tag

Vorsicht! Bei Nierenerkrankungen, denn Liebstöckel kann die Niere reizen. Die Inhaltsstoffe können je nach Zubereitung die Empfindlichkeit der Haut auf Sonnenlicht steigern.

Besonderheiten Liebstöckel kann der Histaminausschüttung entgegenwirken.

Auch interessant Immer wenn volkstümliche Namen, wie in diesem Fall Lustrohr, Liebeskraut usw., auf eine Verwendung hinweisen, lohnt es sich, genauer hinzuschauen. Wirkliche potenzsteigernde Wirkstoffe konnten im Liebstöckel nicht gefunden werden, manche Autor:innen behaupten, es sei nur der maggiähnliche Geruch, der wie ein leichter Sexuallockstoff wirke. Die historischen Anwendungen sahen das ätherische Öl der Samen in einem Pflanzenöl zur Einreibung vor.

MÄDESÜß *(Filipendula ulmaria)*

Volkstümliche Namen Wiesenkönigin

Pflanzenklasse Rosengewächse

Was wird verwendet Blüten

Wissenschaftlich geprüft Erhöhung der Harnmenge, Besserung von Gelenkschmerzen und zur Unterstützung bei Gelenkbeschwerden

Traditionelle Anwendung Menstruationsschmerzen

Dosierung 2–3 g pro Tag als Teeaufguss, über den Tag verteilt trinken

Vorsicht! Nicht anwenden bei Unverträglichkeit auf Salicylate (Aspirin®).

Besonderheiten Wie die Weidenrinde enthält auch Mädesüß Salicylsäure. Bekannt ist die Salicylsäure als Acetylsalicylsäure.

Auch interessant Imker reiben neue Bienenstöcke häufig mit den Blüten ein – der honigartige Geruch soll Bienen zum Bleiben anregen. „Mäde“ ist übrigens von *meed* abgeleitet. Das bedeutet Grasland.

MEERRETTICHWURZEL *(Armoracia rusticana)*

Volkstümliche Namen Kren

Pflanzenklasse Kreuzblütengewächs

Was wird verwendet Wurzel

Wissenschaftlich geprüft Desinfizierend bei Atemwegserkrankungen oder Harnwegsinfektionen, durchblutungsfördernd

Traditionelle Anwendung Bei wiederkehrenden Infekten in der Intimzone

Dosierung Innerlich: ca. 20 g frische Wurzel, gerieben, ist in Fertigarzneimitteln enthalten. Äußerlich: Breiumschläge.

Vorsicht! Meerrettichwurzel enthält Senföl und erhöht die Durchblutung. Einerseits kann das Magenschmerzen verstärken, andererseits sorgt Meerrettich für ein starkes Brennen, wenn er in den Bereich der Schleimhäute kommt. Im Gegensatz zum Knoblauch, der bei sehr vorsichtiger Handhabung kurzzeitig vaginal und unter Schutz mittels Mull, um direkten Kontakt zu vermeiden, eingesetzt werden kann, ist das bei Meerrettich nicht der Fall, denn die Gewebestruktur der Wurzel muss verletzt werden (z. B. durch feines Reiben), damit die Wirkstoffe freigesetzt werden. Meerrettich darf nicht bei Nierenentzündungen verwendet werden, die starke Durchblutungssteigerung der Niere kann zur Verstärkung von Beschwerden führen.

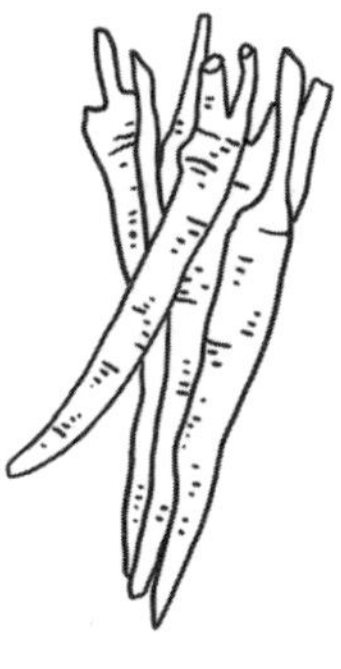

Besonderheiten Kinder unter 4 Jahren sollten Meerrettich nicht essen, da die Scharfstoffe den Magen-Darm-Trakt stark reizen können.

Auch interessant Der japanische Verwandte des Meerrettichs ist der Wasabi. Die Kombination von rohem Fisch und Wasabi wird im Ursprung nicht nur geschmackliche Gründe gehabt haben: Wasabi hat eine desinfizierende Wirkung. So manche Fischvergiftung kann dadurch verhindert worden sein.

MELISSE *(Melissa officinalis)*

Volkstümliche Namen Honigblume

Pflanzenklasse Lippenblütler

Was wird verwendet Blätter, ätherisches Öl

Wissenschaftlich geprüft Innere Anwendung: Anspannung, Unruhe, Angst, leichte Verdauungsbeschwerden
Äußere Anwendung: Herpesinfektionen und andere virale Infektionen, Kopfschmerzen, Infektionen der Intimzone

Traditionelle Anwendung Siehe „Wissenschaftlich geprüft“

Dosierung 2–4 g auf 150 ml Wasser als Aufguss, mehrmals täglich trinken. Ätherisches Öl: 1–3 %.

Vorsicht! Melisse steht im Verdacht, Schilddrüsenhormone zu beeinflussen. Bei Erkrankungen der Schilddrüse und intensiver Nutzung von Melisse sollte eine Kontrolle der Schilddrüsenfunktion durchgeführt werden.

Besonderheiten Reines ätherisches Melissenöl ist sehr teuer. Im Handel findet sich häufig „Indische Melisse“ als Badezusatz oder in Duftmischungen. Diese hat mit Echter Melisse nicht viel zu tun: Auf der Verpackung ist dann *Citronella aetheroleum* als Inhaltsstoff vermerkt. Echtes Melissenöl besteht aus mehr als hundert Einzelkomponenten.

Auch interessant Oft findet sich in lateinischen Pflanzennamen „officinalis“. Das heißt nicht, dass diese Pflanze offiziell ist, sondern deutet auf die *offizin* – die Apotheke – hin. Dieser Zusatz ist also stets ein Hinweis, dass es sich um eine Arzneipflanze handelt.

MUSKATELLERSALBEI *(Salvia sclarea)*

Volkstümliche Namen Scharlachkraut

Pflanzenklasse Lippenblütler

Was wird verwendet Ätherisches Öl

Wissenschaftlich geprüft Breite antibakterielle Wirkung (Breitbandätherikum)

Traditionelle Anwendung Siehe wissenschaftlich nachgewiesene Wirkung, Kopfschmerzen

Dosierung 1–3 % ätherisches Öl

Vorsicht! Schleimhautreizungen bei unsachgemäßer Anwendung

Besonderheiten Der Muskatellersalbei ist eng mit dem Echten Salbei verwandt. Allerdings ist die Zusammensetzung des aus ihm gewonnenen ätherischen Öls anders.

Auch interessant Der lateinische Name *salvia* entstammt dem lateinischen *salvare*, heilen. Die meisten Salbeiarten spielten in der traditionellen abendländischen Heilkunde eine große Rolle – das spiegelt sich auch im Namen wider.

MYRRHE *(Commiphora myrrha)*

Pflanzenklasse Balsambaumgewächs

Was wird verwendet Harz/ätherisches Öl

Wissenschaftlich geprüft Schleimhautentzündungen, *Colitis ulcerosa*, wirkt entkrampfend auf die glatte Muskulatur (Darm, Gebärmutter)

Traditionelle Anwendung Infektionen der Schleimhäute, Entzündungen der Intimzone. Myrrhe wurde hauptsächlich geräuchert – nicht nur zu religiösen Zwecken.

Dosierung Fertigarzneimittel entsprechend den Anwendungsempfehlungen, ätherisches Öl lokal 1–3 %, Räucherungen nach Bedarf.

Besonderheiten An dieser Stelle reden wir über eine der ältesten bekannten Heilpflanzen. Das Harz der Myrrhe wird zu Räucherungen schon sehr lange verwendet. Dennoch führen phytopharmakologische Fachbücher den Wirkmechanismus als nicht hinreichend untersucht. Schade! An der Zeit kann es nicht gelegen haben.

Auch interessant Ein Schmankerl aus der griechischen Mythologie: Smyrna war die Tochter des Königs von Zypern. Das hielt ihn nicht davon ab, sie zu schwängern. Der aus dieser Liaison hervorgegangene Sohn war Adonis. Smyrna verwandelte sich später in einen Myrrhestrauch.

MYRTE *(Melaleuca)*

Pflanzenklasse Myrtengewächse

Was wird verwendet Ätherisches Öl – Niaouli (*Melaleuca viridiflora*) und Teebaum (*Melaleuca alternifolia*)

Die beiden bekannten ätherischen Öle stammen von Pflanzen der Gattung Myrte. Da die Wirkungsspektren sehr ähnlich sind (auch wenn von verschiedenen Autor:innen anders beschrieben), werden diese hier zusammen abgehandelt.

Wissenschaftlich geprüft Wirksam gegen Bakterien und Pilze, besonders hervorzuheben ist die Wirksamkeit gegen die sogenannten Mykoplasmen – sehr kleine zellwandlose Einzeller, zu denen Chlamydien gehören.

Traditionelle Anwendung Neben der Behandlung von Infektionen wird es auch bei Kopfschuppen und in anderen Kosmetika eingesetzt.

Dosierung 1–3 % ätherisches Öl

Vorsicht! Das Teebaum- und Niaouliöl hat nicht nur positive Eigenschaften, es ist auch stark giftig. Trotz nachgewiesener Wirksamkeit gibt es in Deutschland kein ätherisches Öl in Arzneibuchqualität. In kosmetischen Endprodukten sollte die Konzentration auf maximal 1 % begrenzt sein, um Vergiftungsfällen vorzubeugen. Teebaumöl verfügt über ein hohes Allergiepotenzial und kann Kontaktallergien auslösen.

Besonderheiten Für unsere liebsten Freunde im Haus – Katzen und Hunde – kann die Verwendung von Teebaum- und Niaouliöl in unverdünnter Konzentration lebensgefährlich werden. Ihnen fehlt das Enzym zum Abbau der Giftstoffe. Nicht nur Teebaumöl sollte bei Haustieren ausschließlich in Rücksprache mit Tierärzt:innen angewendet werden.

Auch interessant Teebaumöl wird vor allem in Australien eingesetzt. Im Zweiten Weltkrieg war es Bestandteil der Notfallausrüstung der Soldaten zur Behandlung von Insektenstichen.

ODERMENNIG *(Agrimonia eupatoria)*

Volkstümliche Namen Leberklette, Sängerkraut

Pflanzenklasse Rosengewächs

Was wird verwendet Oberirdische Pflanzenteile

Wissenschaftlich geprüft Entzündungen der Schleimhäute, unspezifische Durchfälle

Traditionelle Anwendung Reizblase

Dosierung 2–6 g pro Tag als Teezubereitung

Vorsicht! Odermennig steigert die Leberfunktion, hierdurch können Medikamente schneller verstoffwechselt werden, und die Konzentration der Wirkstoffe der Medikamente im Blut kann fallen.

Besonderheiten Die historische und volkstümliche Bezeichnung „Leberklette" gibt einen Hinweis auf die Verwendung des Odermennigs als leberentlastende Pflanze. Diese Leberentlastung konnte anhand von Veränderungen der Leberenzyme in Studien nachgewiesen werden.

Auch interessant Der Odermennig wird durch die reizlindernde Wirkung auf den Rachenraum und die Stimmbänder gern von Sänger:innen genutzt, daher stammt der zweite volkstümliche Name: Sängerkraut.

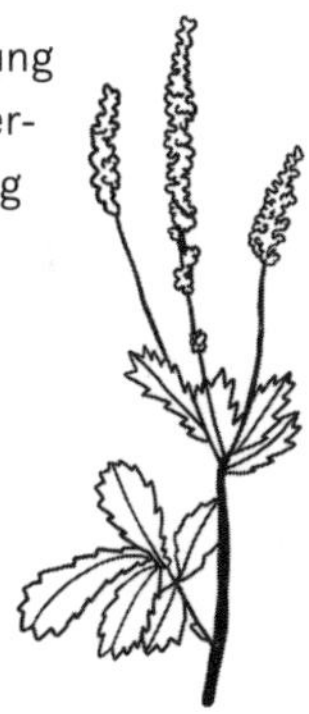

ORTHOSIPHON *(Orthosiphon aristatus)*

Volkstümliche Namen Katzenbart

Pflanzenklasse Lippenblütler

Was wird verwendet Blätter

Wissenschaftlich geprüft Durchspülungstherapie der Nieren

Traditionelle Anwendung Siehe „Wissenschaftlich geprüft", Reizblase

Dosierung Ca. 4–8 g als Teeaufguss pro Tag

Vorsicht! Für die Erhöhung der Urinmenge nach Einnahme von Orthosiphon ist der hohe Mineralstoffgehalt verantwortlich – ähnlich wie beim Ackerschachtelhalm. Die beiden Pflanzen sollten nicht kombiniert werden, um Wechselwirkungen und Nebenwirkungen zu vermeiden. Bei Menschen mit Problemen am Herzen wie Herzrhythmusstörungen ist Vorsicht bei der Anwendung geboten.

Besonderheiten Die Pflanze ist auch unter dem Namen „Indischer Nierentee" bekannt, denn ursprünglich war sie in Asien beheimatet.

Auch interessant Das Aussehen der Blüten mit weit herausstehenden Staubgefäßen gab der Pflanze ihren volkstümlichen Namen. Die Staubgefäße erinnern an Katzenbarthaare.

PREISELBEERE *(Vaccinium vitis-idaea)*

Volkstümliche Namen Grantlbeere

Pflanzenklasse Heidekrautgewächs

Was wird verwendet Beeren, Blätter

Wissenschaftlich geprüft Vorbeugung von Harnwegsinfekten

Traditionelle Anwendung Siehe „Wissenschaftlich geprüft"

Dosierung 3–4 EL getrocknete Blätter als Teeaufguss, Frischpresssaft ca. 50–150 ml pro Tag

Vorsicht! Es gibt Hinweise darauf, dass sich Harn- und Nierensteine bei langfristigem Genuss wiederholen können.

Besonderheiten Die Wirkung von Preiselbeersaft ist der von nordamerikanischen Krähenbeeren (Cranberry) sehr ähnlich.

Auch interessant Die Wirkungsweise der Preiselbeere soll darauf beruhen, dass sich Blasenkeime wie *E. coli* nicht an der Blasenwand oder in den Harnwegen festheften können – ähnlich wie bei der D-Mannose.

ROSE *(Rosa)*

Pflanzenklasse Rosengewächs

Was wird verwendet Blütenblätter, ätherisches Öl

Wissenschaftlich geprüft Entzündungen im Mund- und Rachenbereich

Traditionelle Anwendung Infektionen der Intimzone, auch Pilzinfektionen. Das ätherische Öl wird Hautpflegemitteln zugesetzt und beruhigt Hautirritationen und Reizungen an Schleimhäuten. Rosenduft wirkt stimmungsaufhellend.

Dosierung Ca. 1 g als Teeaufguss, oft als Schmuckdroge in Teemischungen verwendet. Bis zu 3 % als ätherisches Öl.

Vorsicht! Allergische Reaktionen

Besonderheiten Am Beispiel der Rose lässt sich die Konzentration eines ätherischen Öls gut illustrieren, denn eine gefüllte Rosenblüte hat jeder schon einmal gesehen. Um einen Tropfen ätherisches Rosenöl zu gewinnen, werden 30–35 Blütenköpfe benötigt. Ca. 3,5 Tonnen Rosenblätter werden für 1 Liter Rosenöl benötigt. Hierdurch erklärt sich der hohe Preis für Rosenöl, es wird mehr und mehr durch die Rosengeranie ersetzt.

Auch interessant Maria wird in christlichen Darstellungen häufig mit Rosen gezeigt. Im frühen Christentum galt die Rose noch als Inbegriff der Sünde. Ihr intensiver, auch aphrodisierender Duft war den Sittenwächtern ein Dorn im Auge, und sie sollte geächtet werden. Bei den zu bekehrenden Menschen kam das nicht ganz so gut an. Über die bildlichen Darstellungen der Maria wurde die Rose nach und nach von ihrem frivolen Image „reingewaschen“ und wird heute als Symbol der Liebe angesehen.

ROSENGERANIE *(Pelargonium graveolens)*

Volkstümliche Namen Duftpelargonie

Pflanzenklasse Storchschnabelgewächs

Was wird verwendet Ätherisches Öl

Wissenschaftlich geprüft Antibakterielle Wirkung

Traditionelle Anwendung Kosmetika/Duftstoff

Dosierung 1–3 %

Vorsicht! Kontaktallergien der Haut sind möglich.

Besonderheiten Die Rosengeranie riecht zwar wie die Rose, hat allerdings ansonsten mit dieser nicht viel gemeinsam. Ätherisches Rosenöl enthält einen Wirkstoff, der potenziell schädlich sein kann, und das bereits in niedriger Dosierung – daher wird vor allem in der Parfüm- und Kosmetikindustrie vermehrt auf die Rosengeranie gesetzt.

Auch interessant Neben der Rosengeranie gibt es andere Duftgeranien, die beispielsweise sehr stark nach Zitrone riechen. Treffenderweise werden diese Sorten dann Zitronengeranie genannt.

ROSMARIN *(Rosmarinus officinalis)*

Volkstümliche Namen Hochzeitskraut

Pflanzenklasse Lippenblütler

Was wird verwendet Blätter, ätherisches Öl

Wissenschaftlich geprüft Innere Anwendung: Behandlung von leicht krampfartigen Beschwerden im Magen-Darm-Trakt, Verdauungsstörungen. Äußere Anwendung: Herpes-Infektionen, durchblutungsfördernd.

Traditionelle Anwendung Siehe „Wissenschaftlich geprüft". Zusätzlich Kreislaufbeschwerden (niedriger Blutdruck), rheumatische Erkrankungen, Leberentlastung, Störungen der Menstruation wie beispielsweise das Ausbleiben der Blutung, Menstruationskrämpfe. Ätherisches Öl wirkt antibakteriell.

Dosierung Ca. 4 g pro Tag klein geschnitten oder als Teeaufguss, ätherisches Öl in einer Konzentration von 1–3 %

Vorsicht! Rosmarin ist nicht gleich Rosmarin, sondern hier ist es wichtig, aufgrund der Inhaltsstoffe der ätherischen Öle die Sorten genauer zu bezeichnen.

Besonderheiten Während das ätherische Öl aus dem spanischen Rosmarin (Borneun) einen hohen Gehalt an Campher hat und keinesfalls in der Schwangerschaft eingesetzt werden darf, ist der Gehalt an Campher im französischen/korsischen ätherischen Öl des Rosmarins (Verbenon) geringer, und dieses wird gern gegen Kreislaufbeschwerden von Schwangeren als Riechöl eingesetzt.

Auch interessant Neben dem Namen *Rosmarinus officinalis* wird der Rosmarin auch unter der Bezeichnung *Salvia rosmarinus* geführt und hierdurch die antike Bedeutung als Heilpflanze wie beim Salbei (*salvare* – heilen) in den Mittelpunkt gestellt. Zu den Mythen der Fruchtbarkeitssteigerung durch den Rosmarin sind bisher leider keine verlässlichen Studien verfügbar. Rosmarinzweige wurden in Hochzeitsdekorationen verwendet und die Zweige nach den Feierlichkeiten eingepflanzt. Wuchsen diese zu Büschen heran, würde die Ehe fruchtbar und glücklich sein, so der Glaube.

SCHAFGARBE *(Millefolii herba)*

Volkstümliche Namen Achilleskraut, Bauchwehkraut

Pflanzenklasse Korbblütler

Was wird verwendet Kraut, ätherisches Öl

Wissenschaftlich geprüft Blutstillung bei oberflächlichen Wunden, Menstruationsschmerzen, Appetitlosigkeit

Traditionelle Anwendung Lokale Verwendung bei Infektionen, Entzündungen und Reizungen der Schleimhaut der Intimzone im Sitzdampfbad

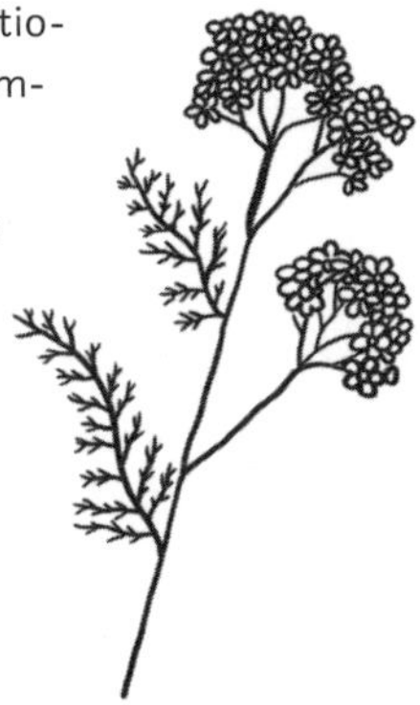

Dosierung Ca. 3 g pro Tag als Teeaufguss, ätherisches Öl 1–3 %, Sitzbad 5 g Kraut auf 1 Liter Wasser

Vorsicht! Kreuzallergien zu Korbblütlern sind möglich.

Besonderheiten Die Schafgarbe war eine der wenigen Pflanzen, die bei der Kommission E (deutsche Kommission zur Bewertung von Arzneipflanzen) eine Indikation zur Behandlung von Menstruationsschmerzen erhielt.

Auch interessant Der Legende nach wurde Achilles etwas Schafgarbe auf seine blutende Ferse gelegt. „Schaf-Garwe“ heißt übrigens „Gesundmacher der Schafe“, wenn diese an Bauchweh leiden.

TAUBNESSEL, WEIßE *(Lamium alba)*

Volkstümliche Namen Weibernessel

Pflanzenklasse Lippenblütler

Was wird verwendet Blüten, Kraut

Traditionelle Anwendung Reizungen und Entzündungen des Rachenraumes, Weißfluss, Dammpflege

Dosierung 5 g auf 500 ml Wasser für ein Sitzbad

Besonderheiten Obwohl es für die Pflanze keinen wissenschaftlichen Nachweis gibt, führt die Kommission E die Diagnose „Weißfluss“. Spannend finde ich, dass in historischen Medizinbüchern der Pflanze Wirkungen beim Weißfluss sowohl bei Frauen als auch bei Männern beschrieben werden. Während mit Weißfluss bei Frauen vaginaler Ausfluss in der Gelbkörperphase eines Fruchtbarkeitszyklus bezeichnet wird, gibt es ein Pendant bei Männern nicht. Weißlicher Ausfluss bei Männern ist zumeist die Folge einer Geschlechtskrankheit.

Auch interessant Der Name Taubnessel bezeichnet die Eigenschaft, dass diese Nessel keine Brennhaare hat und nicht brennt, quasi taub ist.

TAUSENDGÜLDENKRAUT *(Centaurii herba)*

Volkstümliche Namen Z. B. Bitterkraut, Gottesgnadenkraut

Pflanzenklasse Enziangewächse

Was wird verwendet Oberirdische Pflanzenteile

Wissenschaftliche geprüft Hilft bei Appetitlosigkeit

Traditionelle Anwendung Allgemeine Schwäche, Anregung der (Verdauungs-) Säfte, Wurmmittel, Bitterstoffdroge

Dosierung Ca. 6 g pro Tag. Tausendgüldenkraut ist sehr bitter, die Einnahme in Fertigarzneimitteln daher zu bevorzugen.

Vorsicht! Kann Erbrechen auslösen

Besonderheiten Tausendgüldenkraut wurde früher im Kindbettstroh eingesetzt.

Auch interessant Der Name leitet sich aus dem Wert der Pflanze ab. Das Kraut war tausend Gulden wert, also ein wahrer Schatz. Ursprünglich waren es hundert Gulden, aber die Inflation hat auch dieses Pflänzchen verteuert.

THYMIAN *(Thymus vulgaris)*

Volkstümliche Namen Mutterweh

Pflanzenklasse Lippenblütler

Was wird verwendet Oberirdische Pflanzenteile

Wissenschaftlich geprüft Entzündung der oberen Luftwege, schleimlösend und entkrampfend, antibakteriell

Traditionelle Anwendung Siehe „Wissenschaftlich geprüft", Infektionen der Intimzone, Funktionsstörungen der Schilddrüse (Unterfunktion)

Dosierung 1–2 g als Teeaufguss zwei- bis dreimal pro Tag,
ätherisches Öl 1–3 %

Vorsicht! Kreuzallergien mit Birken- und Beifußpollen sind möglich.

Besonderheiten Der Inhaltsstoff des ätherischen Öls Thujanol wirkt auch gegen Chlamydien. Thymianöl ist nicht gleich Thymianöl. Bei Kindern wird ein Linalool-Typ für Wickel und Einreibungen eingesetzt.

Auch interessant Der kleine Bruder des Thymians, der Quendel, war regelmäßig Bestandteil des Bettstrohs nach der Geburt eines Kindes. Die Strohmatratze wurde mit speziellen Kräutern gestopft. Das Wöchnerinnenstroh erwärmte sich durch die Körpertemperatur der Frau, wenn diese im Bett lag. Durch die Erwärmung wurden ätherische Öle gelöst. Quendel riecht weniger stark als Thymian und wirkt daher nicht so anregend, was der Ruhe des Wochenbettes entgegengestanden hätte. Gegen Keime wirkt er ähnlich wie der Thymian.

WEIDENRINDE *(Salix)*

Pflanzenklasse Weidengewächs

Was wird verwendet Rinde

Wissenschaftlich geprüft Gelenkschmerzen, rheumatische Erkrankungen, Fieber, Rückenschmerzen

Traditionelle Anwendung Siehe „Wissenschaftlich geprüft", zusätzlich Menstruationsbeschwerden und Reizblase

Dosierung 3 g als Teeaufguss, bis zu viermal am Tag, besser Fertigarzneimittel verwenden, die auf den Inhaltsstoff Salicin eingestellt sind.

Vorsicht! Bei Überempfindlichkeit gegen Salicylate (Aspirin®) und gleichzeitiger Einnahme von Blutgerinnungshemmern

Besonderheiten Das enthaltene Salicin ist ein sogenanntes Prodrug – die aktive Wirkform wird erst in der Leber gebildet, das Acetylsalicin. Die Umwandlung dauert etwas, daher ist der Wirkungseintritt bei Weidenrindenprodukten langsamer als beispielsweise bei der synthetischen Variante. Über die innere Anwendung waren sich die unterschiedlichsten Kulturen einig, denn erst die Verstoffwechselung über die Leber sorgt für die Wirkung.
Nur Hildegard von Bingen ist hier überliefert anderer Meinung gewesen und hielt die Einnahme für unnütz. Sie bevorzugte die äußere Anwendung.

Auch interessant Weiden werden in vielen Kulturen als mächtige Zauberbäume gesehen. So bedeutet der englische Name *willow* auch „die Zauberhafte". Nur die chinesische Kultur weicht etwas ab: Unter dem Begriff „Weiden-Hof" wird ein Bordell verstanden.

ZIMTBAUM, ECHTER *(Cinnamomum verum)*

Pflanzenklasse Lorbeerbaumgewächs

Was wird verwendet Rinde, ätherisches Öl

Wissenschaftlich geprüft Krämpfe im Verdauungstrakt, Blähungen, antibakterielle und antientzündliche Wirkung

Traditionelle Anwendung Siehe „Wissenschaftlich geprüft", Menstruationsschmerzen, Infektionen der Intimzone

Dosierung Maximal 0,5 % ätherisches Öl

Vorsicht! Zimtöl hat ein hohes allergenes Potenzial. Cassia-Zimt wirkt blutverdünnend. Nicht in der Schwangerschaft anwenden. Bei zu hoher Dosierung kann Zimtöl Gewebeschäden hervorrufen.

Besonderheiten Gerade Cassia-Zimt wird zur Weihnachtszeit in Zimtsternen, die industriell hergestellt werden, verwendet. Die enthaltenen Cumarine – blutverdünnende Stoffe – können bei empfindlichen Personen Nebenwirkungen hervorrufen; hierzu gehören Kinder. Die Konzentration der Cumarine, die täglich als ungefährlich gilt, war bei verschiedenen getesteten Produkten bereits bei sechs Zimtsternen erreicht.

Auch interessant Im Handel werden vermehrt Zimtblüten angeboten. Hierbei ist zu beachten, dass auch durch diese die Blutgerinnung beeinflusst werden kann.

ZISTROSE *(Cistus incanus)*

Pflanzenklasse Zistrosengewächse

Was wird verwendet Oberirdische Pflanzenteile

Wissenschaftlich geprüft Antiviral, antibakteriell

Traditionelle Anwendung Infektabwehr, Erkältungen

Dosierung 3–5 g pro Tag als Teezubereitung

Vorsicht! Interaktionen mit Arzneimitteln sind noch nicht aufgeklärt.

Besonderheiten Die Zistrose wirkt ausleitend auf Schwermetalle.
Es gibt Studien zur Wirksamkeit bei Grippeviren.

Auch interessant Aus der Wirksamkeit bei Grippeviren wurde auf eine Wirksamkeit auf Coronaviren rückgeschlossen. Da der Effekt der Zistrose auf der physikalischen Bindung von Viren beruhen soll, ist das sogar wahrscheinlich. Während der Pandemie vervielfachte sich der Preis für den wohlschmeckenden Zistrosetee.

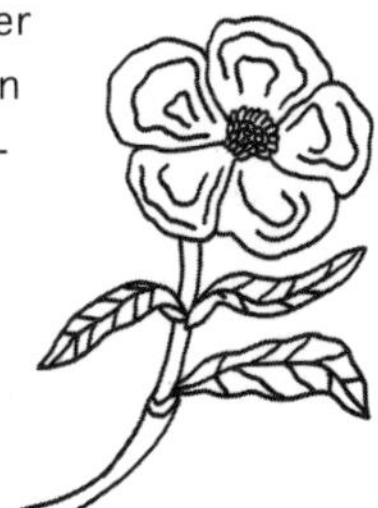

Nachwort

Als die Entscheidung fiel, *Die Schlüpferakademie* zu schreiben, war goldener Herbst. Nun steht dieser bereits wieder vor der Tür. Ich hoffe, du hast durchgehalten – so wie ich beim Schreiben – und die großen und kleinen Wissenshappen, die Anekdoten und Fakten gut verstanden.

Bevor ich dich mit all dem Wissen aus dem Buch entlasse, geht es noch mal zurück zu unserer Honeymoon-Zystitis vom Anfang (ohne natürlich zu vergessen, dass es wesentlich mehr als diese Blaseninfektionen in der Intimzone gibt und du in diesem Band zahlreiche Informationen zu Vulva- und Vaginalentzündungen aller Art finden konntest).

Die Dessous-Abteilung

Shopping ist cool, aber in der Dessous-Abteilung sollten diverse Warnschilder stehen: „Achtung, mit diesen Produkten können Sie den nützlichen Mitbewohnern ihrer Intimzone nachhaltig das Leben schwer machen und die Verteilung von Bakterien und Keimen, die in ihrer Intimzone nichts zu suchen haben, fördern."

Wäre ein Tanga oder String ein medizinisches Produkt, würde dieses keine Zulassung der Behörden bekommen. Oder zumindest nur mit einem riesigen Beipackzettel voller Warnungen. Aus mikrobiologischer Sicht ist der Tanga eine lustige Slackline, und die Bewohner des Darmes turnen sehr gern darauf herum. Durch die Form wirkt er bei der Trägerin potenziell stimulierend, verursacht durch die Reibung. Durch die Feuchtigkeit der Erregung wird der String zur Wasserrutsche.

Tipps: Klar soll es auch untenrum schick sein. Zum Antörnen für dich selbst gibt es aber viel bessere Möglichkeiten, z. B. Liebeskugeln. Sie sorgen für nicht ganz so viel Reibung in der Intimzone und bringen deine Intimflora nicht so sehr durcheinander.

Wenn es dir darum geht, deine/n Sexualpartner:in zu erregen, dann vielleicht lieber keine Unterwäsche. Auch Bodypaints und abwaschbare Tattoos sind eine gute Alternative – und die Intimzone bleibt schön belüftet. Liegt deine eindeutige Präferenz bei Reizwäsche, dann trag sie bitte nur, wenn auch tatsächlich gereizt wird, und nicht den ganzen Tag.

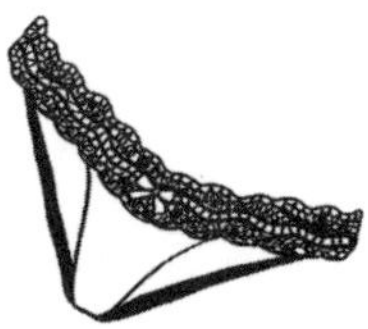

Die Körperpflege

Ein duftendes Schaumbad ist verlockend – schließlich hat auch Cleopatra viel und gern gebadet. Doch tat sie dies in Eselsmilch, welche mit Rosenöl und allerlei anderen hautpflegenden Mittelchen versetzt wurde. Darüber hinaus liegt keine Krankenakte von ihr vor, die Aufschluss über den Gesundheitszustand ihrer Intimzone geben könnte.

Herkömmliche Schaumbäder trocknen die Haut aus und sind eher basisch und damit schlecht für die kleinen Lactobazillen und Co. in deinem Genitalbereich.

Tipps: Statt Schaumbad kannst du Badesalze nutzen oder das Badewasser eventuell ansäuern – ein Spritzer Essig genügt. Zumindest solltest du deine Intimzone nach einem Schaumbad gründlich von den Seifenresten befreien, mit einem seifenfreien Produkt nachwaschen und eine Intimpflege benutzen.

Die Intimrasur

Greifst du in der Badewanne zum Rasierer, sorgst du für weitere Eintrittspforten einer Mikrobiologie, die da nicht hingehört. Die Intimrasur solltest du niemals während eines Bades durchführen, dadurch riskierst du nicht nur Rasierbrand, sondern ernsthafte Infektionen, beispielsweise der Duftdrüsen der großen Schamlippen.

Tipps: Den Rasierer nur unter der Dusche benutzen. Waxing ist eine dauerhaftere Lösung, um störende Intimhaare zu entfernen, und hinterlässt auch weniger Stoppeln. Auch hier ist eine Pflege wichtig. Mittlerweile gibt es spezielle Rasierprodukte. Herkömmliches Rasierwasser hat im Intimbereich nichts verloren. Der enthaltene Alkohol spült auch die hilfreichen Lactobazillen gleich mit weg.

Die Hygiene

Normale Körperpflege nach dem Sex ist prinzipiell ausreichend. Dabei sollte darauf geachtet werden, dass der Intimbereich möglichst getrocknet wird. Es gibt sehr spannende Ratschläge, um eine Honeymoon-Zystitis zu vermeiden: Einer davon ist, dass die Frau möglichst gleich nach dem Beischlaf die Blase leeren sollte. Ich kenne wenige Frauen, denen vaginale Intimität mit voller Blase wirklich angenehm ist – meist stürmen die Liebeswilligen vorab auf die Toilette. Dann ist das mit der empfohlenen Spülung nach dem Schäferstündchen ein wenig schwierig (allerdings lohnend), denn die Blase muss erst wieder gefüllt werden. Toilettenpapier sollte in die richtige Wischrichtung benutzt werden. Die Wischrichtung geht von der Harnröhre nach hinten zum Anus, niemals aus Richtung Anus nach vorn. Sonst nehmen zu viele Darmbakterien den Lift gen Vulva, Vagina und Harnröhre, vor allem unter den Feuchtbiotopbedingungen nach befriedigendem Geschlechtsverkehr.

Ein kleiner Appell an die Lieblingsmenschen

Wer sagt eigentlich, dass eine nackte Frau mit dicken Wollsocken an den Füßen nicht sexy ist? Spätestens am dritten und vierten Tag eines amourösen Ausfluges seid ihr diesen dicken Socken dankbar: Denn es gibt eine höhere Wahrscheinlichkeit, das Liebesspiel sorglos fortzusetzen, ohne dass die Angebetete eine Blaseninfektion bekommt. Ebenso ist eine wärmende Unterlage beim Picknick in der freien Natur nicht nur eine fürsorgliche Geste, ihr habt auch etwas davon. Hat euch eine Blasenentzündung bereits einen Strich durch ein Kuschelwochenende gemacht? Dann packt noch rasch eine Wärmflasche ein.

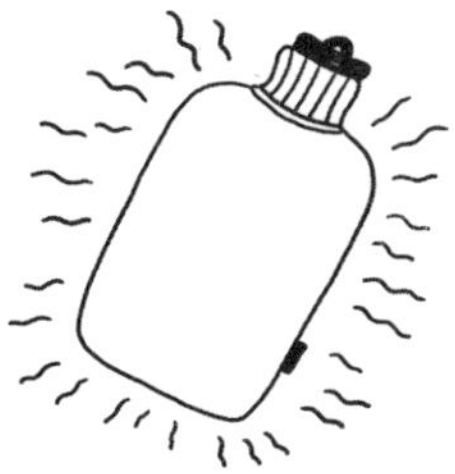

Du bist am Ende des Buches angelangt.
Falls du immer noch Fragen hast oder Hilfe benötigst:
www.schluepferakademie.com

Bleib gesund!

ANHANG

Bezugsquellen

Arzneipflanzen, Arzneiteemischungen: *www.meine-teemischung.de*

Ätherische Öle: *www.primaveralife.com*

Dampfsitz, Steam-Chair: *www.yunna.org*

Frischpresssäfte (Arzneimittelqualität): *www.schoenenberger.com*

Probiotika: *www.drwolz.de*

Steam to go, Heilkräutermischungen, Pflegeprodukte: *www.avulva.de*

Vaginalzäpfchen: *www.zietenapotheke.de*

Textnachweis

1 www.urologielehrbuch.de/akute-zystitis.html (Stand: 16.03.2021).

2 Jean Callegia-Agus et al., *The Urogenital System and the Menopause Climacteric*, 2015, 18 Suppl. 1:18–22.

3 A. W. Walker, L. Hoyles, „Human microbiome myths and misconceptions", in: *Nature Microbiology*, Nr. 8, 2023, S. 1392–1396, online abrufbar unter https://doi.org/10.1038/s41564-023-01426-7.

4 https://taz.de/Biolehrerin-ueber-veraltete-Schulbuecher/!5830756/ (Stand: 20.12.2023).

5 Nayara Santos de Oliveira et al., „Postmenopausal Vaginal Microbiome and Microbiota", in: *Frontiers in Reproductive Health*, Bd. 3, Nr. 780931, 14.01.2022, doi:10.3389/frph.2021.780931.

6 Norman E. Himes, *Medical History of Contraception*, New York 1963.

7 Carl Reclam, *Des Weibes Gesundheit und Schönheit*, 2. Aufl., Leipzig 1883, S. 458.

8 Sara Ramsey, „Pubic hair and sexuality: A Review", in: *The Journal of Sexual Medicine*, Bd. 6, Nr. 8, 2009, S. 2102–2110.

9 Brigitta Hochfelden, *Das Buch der Wäsche*, 2. Aufl., Leipzig 1896.

10 Marc Gh. Besselink, Hjalmar C. van Santvoort, Erik Buskens, *Probiotic Prophylaxis in Predicted Severe Acute Pancreatitis: a Randomised, Double-Blind, Placebo-Controlled Trial*, Lancet 2008, S. 371, 651–659.

11 Sucheta Khubber, Reza Hashemifesharaki, Mehrdad Mohammadi, „Garlic (Allium sativum L.): a potential unique therapeutic food rich in organosulfur and flavonoid compounds to fight with COVID-19“, in: *Nutrition Journal*, 18.11.2020, 19(1):124. doi: 10.1186/s12937-020-00643-8. PMID: 33208167; PMCID: PMC7673072.

12 Monica H. Green, *The Trotula*, Philadelphia 2001.

13 https://www.verbraucherzentrale.de/wissen/lebensmittel/kennzeichnung-und-inhaltsstoffe/lebensmittel-mit-gesundheitsversprechen-11035 (Stand: 27.11.2023).

14 Ibrahim A. Ibrahim, Ananias C. Diokno, Kim A. Killinger et al., „Prevalence of self-reported interstitial cystitis (IC) and interstitial-cystitis-like symptoms among adult women in the community“, in: *International Urology and Nephrology*, 2007, 39(2):489-95. doi: 10.1007/s11255-007-9181-2. Epub 13.01.2007, PMID: 17431811.

15 A. M. Geretti, O. Mardh, H. J. C. de Vries et al., *Sexual transmission of infections across Europe: appraising the present, scoping the future*, 10.05.2022, sextrans-2022-055455. doi: 10.1136/sextrans-2022-055455. Epub ahead of print. PMID: 35537800.

16 https://www.nzz.ch/feuilleton/neues-zu-beethoven-eine-haarige-angelegenheit-ld.1731828 (Stand: 27.11.2023)

17 Bernard L. Harlow, Lauren A. Wise, Elizabeth G. Stewart, „Prevalence and predictors of chronic lower genital tract discomfort“, in: *American Journal of Obstetrics & Gynecology*, Bd. 185, 2001, S. 545–550.

18 Linn Wölber, Katharina Prieske et al., „Pruritus vulvae – Ursachen, Diagnostik und Therapie Vulval pruritus—causes, diagnosis and therapeutic approach“, in: *Deutsches Ärzteblatt International*, 2020, S. 117:1.

19 D. Kalemba, A. Kunicka, „Antibacterial and antifungal properties of essential oils“, in: *Current Medicinal Chemistry*, Nr. 10, Mai 2003, S. 813–829.

REGISTER

A

Abkochung *siehe* Dekokt
Acetylsalicylsäure (ASS) *siehe* Aspirin®
Ackerschachtelhalm 55, 89, 111, 134, 142, 149, 152, 179, 181, 199 f.
Aids 155
Allergien 44, 61, 76, 104, 106
Alliine 113
Aloe vera 153 f., 173, 175, 180
Anaerobier 29, 127
Anatomie 23–26
Antibakterielle Wirkung 135, 197, 202, 205, 206, 207
Antibiotika 67–71, 79, 109, 128, 134, 137 f., 149, 152, 160, 167
Antimykotika 40, 67, 72 f., 79
Antiseptika 67, 73 ff., 79
Arbutine 113
Aromachologie 108
Aromatherapie 108 f.
Aromatologie 108
Arzneimittel *siehe* Medikamente
Arzneipflanzen 203, 214
Arzneitee, *siehe auch* Rezepturen
  Bezugsquelle 214
  Wirkung 111, 113, 130 f.
  Zubereitung 114, 119
Aspirin® 113, 194, 206
Ätherische Öle
  Anwendung 100, 106, 123 ff., 166, 169, 171 f., 175, 186, 190, 193, 196 ff., 201 ff., 205 ff., *siehe auch* Steam to go
  Bezugsquelle 214
  Wirkung 51, 91, 94, 108 f., 112, 115, 167–170
Aufguss 114, *siehe auch* Teeaufguss
Ausfluss 21, 128, 143, 156 f., 158–160, 162, 165, 204
Autoimmunerkrankung 44, 76

B

Bakterielle Infekte 21
Bakterielle Vaginose 21, 72, 158 f.
Balneotherapie 21
Bärentraube 113, 138, 181, 184
Beduftung 124
Beethoven, Ludwig van 61
Beifuß 95, 112, 182, 205
Bergamotte 143
Bezugsquellen 214
Billings-Methode 157 f.
Binde 52, 63 f., 124, 146
Bingen, Hildegard von 88, 92 f., 206
Bioidentische Hormone (BIH) 77 f.
Birke 112, 134, 138, 149, 181, 183, 205
Birne 184
Bitterstoffe 94, 97, 113, 119, 150
Blase 25, 27, 45, 56, 59, 66, 165, *siehe auch* Reizblase
Blasenentzündung
  Behandlung 67–79, 84, 111 ff., 121 ff., 126–154, 179, 181, 184, 188 f., 191, 195
  Häufigkeiten 20 ff., 37, 45, 83

Ursachen 13–16, 49, 51, 133, 137, 141, 144, 147, 149, 152
Vorbeugung 136, 139 f., 143 f., 146, 151, 153 f., 188, 200, 209 ff.
Blasenkrämpfe 127, 131, 134, 185
Blasenschmerzen 56
Boswelliasäuren 99
Botenstoffe 38 f., 108
Breitbandätherika 109, 171 f.
Brennnessel 55, 111, 134, 138, 145, 149, 152, 181, 184 f.
Brunzhosen 63

C

Candida albicans 39, 65, 72, 168
Candidapilze 22, 40, 42, 128, 159, 164, 172, *siehe auch* Pilzinfektion
Chalmers, Leona 64
Chlamydien 71, 198, 205
Community State Types (CST) 33 f., 36 f.
Cotrimoxazol 70
COX-Hemmer 99

D

Dampfbad 52, 59, 121, *siehe auch* Steaming
Dampfhocker 51
Dampfsitz *siehe* Steam-Chair
Dampfsitzbad *siehe* Steaming
Darm 25, 29 ff., 46
Darmbakterien 44, 154, 176, 211
Darmentzündung 44
Darmflora 30, 44, 115, 127, 143, 176
Dekokt 114, 120, 151, 192
Desinfektionsmittel *siehe* Antiseptika
Dessous 13, 15, 209
Detox 55
Digitale Amnesie 89
D-Mannose 136, 140, 200
Döderlein, Prof. Albert 34
Döderlein-Stäbchen 34

E

Efeu 96
Eibischwurzel 114
Eichenrinde 96, 121, 166
Endometriose 131
Entgiftung 55
Entkrampfung 111 f., 129, 131, 188 f., 197, 205
Entzündungshemmung 111, 131, 174, 185
Erdrauchkraut 55
Ernährung 47, 54–57, 59, 85
Escherichia coli 79, 127 f., 133, 137, 150, 168, 200
Essigspülungen 48

F

Faulbaumrinde 55
Fernandez, Sebastian Hernandez 68
Fertigpräparate, pflanzliche 150
Fertilitätszyklus *siehe* Fruchtbarkeitszyklus
Feuchtigkeitsstau 51
Feuchttücher 51, 166, 177
Fieber 69, 126, 178
Filzläuse 163
First-Pass-Effekt 78

Fischer-Dückelmann, Anna 64
Flankenschmerz 126
Flavonoide 97, 113
Fleming, Alexander 68, 70, 108
Follikel-stimulierendes Hormon (FSH) 38, 41 f.
Folsäure 70 f.
Formaldehyd 75
Fosfomycin 68
Frauenmantel 145, 166
Frischpresssäfte 138, 140, 179, 183, 184, 200, 214
Fruchtbarkeitszyklus 31, 39, 46, 91, 156, 193
Fungizide 73
Fungus *siehe* Pilzinfektion

G

Gänsefingerkraut 112, 138, 185
Gardnerella 36, 159
Garza, Keli 52
Genitalherpes 22, 162, *siehe auch* Herpesviren
Genitalpilz *siehe* Pilzinfektion
Genotoxizität 105
Gerbstoffe 96, 115, 120
Geruchsgedächtnis 110
Geschlechtskrankheiten 21, 155, 160 f.
Gewürznelke 186
Giftstoffe 32, 68, 96, 164
Giftwirkung 105
Glaubenssätze 80–84
Glykogen 32, 37
Goldrute 97, 113, 135, 142, 186 f.
Gonokokken 159
Gonorrhö *siehe* Tripper
Goodman, Ruth 55
Gürtelrose 45, 162
Gyrase 71

H

Haas, Earle 64
Hahn, Carl 64
Halbsynthetische Hormone 78
Harnblase *siehe* Blase
Harnröhre 23 ff., 45, 51, 65, 84, 126, 129, 133, 144, 151, 211
Harnwegsinfekt *siehe* Blasenentzündung
Hashimoto 75
Hauhechel 135, 152, 187
Haustee 100, 111, 119, 130
Health Claims 101
Heine, Heinrich 161
Heißwasserauszug *siehe* Infus
Hepatitis B 155
Herpesviren 22, 44, 159, 162, 168, 172
Hertzka, Gottfried 92
Hexachlorophen 177
Himbeere 188
Hirnanhangsdrüse *siehe* Hypophyse
Hitzewallungen 43, 91
Hochfelden, Brigitta 63
Honeymoon-Zystitis 13 ff., 49, 59, 69, 124, 137–140, 209 ff.
Hopfen 152, 188 f.
Hormone 35–46, 77 ff.
Hygiene 49–54, 59, 64, 66, 85, 177, 210
Hygienevorlage *siehe* Binde
Hypophyse 38

I

Ibuprofen 99, 131
Immunreaktionen 106
Immunsystem 25, 30, 40, 44, 49, 73, 83, 126, 152, 162
Impfstoffe 79
Infus 119 f., 182, 184
Intimflora *siehe* Vulvo-vaginale Flora
Intimhygiene 59, 177, *siehe auch* Hygiene
Intimkügelchen 169, 174 f.
Intimpflege 45, 173 f., 177, 210
Intimpiercing 61
Intimrasur 13, 60 ff., 85, 210
Intimtemperatur 54
Intimtrockenheit 28

J

Jodhaltige Verbindungen 73
Joghurttampon 81
Johannisbeere 97, 189
Juckreiz 21, 27, 81, 121, 155, 158 f., 162, 164 ff.

K

Kalium 111
Kältereiz 26 f., 133
Kaltmazerat, Kaltwasserauszug *siehe* Mazerat
Kamille 97, 100, 106, 111, 114, 121, 135, 139, 142, 146, 150, 153, 168, 173, 190
Kanzerogenität 105
Kapuzinerkresse 113, 135, 191
Kava-Kava 107
Kinderwunsch 48, 93, 131, 158
Klebsiella 128
Klimakterium *siehe* Wechseljahre
Klitoris 23 f.
Kneipp, Sebastian 52, 122
Knoblauch 81 ff., 113, 168, 191 f., 195
Knoblauchtampon 81 ff.
Koch, Robert 113
Koloniebildende Einheiten (KBE) 76
Korbblütler 106, 142, 182, 186, 190, 192, 203
Kornblume 142 f., 192
Körperpflege 51, 210
Krampfhemmer, pflanzlich 112
Krankheitssymptome 103
Kratzklötzchen 164 f.
Kratzreflex 164 f.

L

Lactobazillen 31–40, 46, 48, 53, 76, 81, 125, 140, 157, 176, 210
Lavendel 139, 153 f., 168, 171, 173, 175, 193
Lemongrass 146, 168, 171
Liebeskugeln 209
Liebstöckel 112, 135, 150, 194
Linné, Carl von 89, 187, 191
Luteinisierendes Hormon (LH) 38

M

Mädesüß 113, 145, 194 f.
Majoran 168, 172
Mannose 111 f., *siehe auch* D-Mannose
Mariendistel 55
Mastzellen 106

Mazerat 114, 118, 120, 181
Medikamente 16, 28, 42 f., 58, 67–79, 85, 90 f., 102, 105, 131, 135, 158, 178, 199
Meerrettichwurzel 113, 195
Melisse 55, 138, 146, 168, 172, 196
Menopause 36, 41–45, *siehe auch* Wechseljahre
Menstruationsbeschwerden 31, 206
Menstruationshygiene 52 ff., 59, 63 f., 66, 85, 146
Menstruationszyklus *siehe* Fruchtbarkeitszyklus
Mikrobiom 25 f., 29–46
Mikrobiotop 26 ff.
Milchsäure 31, 33 f., 46, 57, 59, 81, 84, 143, 154
Milchsäurebakterien *siehe* Lactobazillen
Minimale Hemmkonzentration (MIK) 108
Mischinfektion 137, 150, 159, 171
Moxapflaster 129, 133, 136
Muskatellersalbei 135, 143, 150, 153, 168, 171, 197
Mutterspritze 50
Mykoplasmen 71, 128, 168, 198
Mykose *siehe* Pilzinfektion
Myrrhe 98, 168, 172, 197 f.
Myrte 198
Mystifizierung 52, 88
Mythen 80–84, 203

N

Nahrung *siehe* Ernährung
Nahrungsergänzungsmittel (NEM) 58, 100 ff., 136
Nahrungsmittelunverträglichkeiten 44
Natron 130, 148, 181
Nelke 168
Niaouliöl 109, 198

O

o. b.® 53, 64
Odermennig 199
Oralverkehr 22, 49, 137
Orthosiphon 134 f., 145, 199 f.
Osmose 111
Östrobolom 44
Östrogene 35–40, 77, 95, 145, 152
OTC-Produkte 135

P

Palmarosa 168, 171
Papyrus Ebers 88
Paracetamol 131
Parasiten 162, 164
Pasteur, Louis 113
Penicillin 68, 70, 108
Perimenopause 21, 35 f., 41–45
Pfefferminze 168
Pfefferscharfstoffe *siehe* Piperine
pH-Wert 33, 36 f., 45, 47 ff., 54, 56, 144, 148, 160, 181
Pilzinfektion 22, 28, 40, 42, 72 f., 121, 151, 158 f., 201, *siehe auch* Candidapilze
Piperine 101 f.
Polynesischer Rauschpfeffer *siehe* Kava-Kava
Postmenopause 41 f.
Preiselbeere 113, 138 f., 140, 200
Primäre Naturstoffe 94

Proanthocyanidine 140
Probiotika 75 f., 115, 136, 140, 143, 146, 154, 176, 214
Procyane 113
Progesteron 38 f., 41, 44, 78
Prophylaxe 173–176
Proteus mirabilis 128, 168
Protozoen 162
Pseudomonas 128, 168
Pubertät 21, 36 f., 43, 85

R

Räucherungen 52, 94 f., 98 f., 119, 182, 197
Reizblase 186, 188, 199, 206
Reizwäsche *siehe* Dessous
Reproduktionstoxizität 105
Resistenzen 67, 69, 75, 79
Rezepturen
  Bezugsquellen 214
  Intimkügelchen 175
  Steam to go 135, 139, 143, 146, 150, 153
  Teemischungen 134, 138, 139 f., 142, 145, 149, 152
  Vaginalzäpfchen 171 f.
Rheuma 99, 183, 184 f., 202, 206
Rose 139, 142, 146, 153 f., 173, 175, 201
Rosengeranie 139, 150, 153, 168, 172, 202
Rosmarin 135, 139, 150, 168, 202 f.

S

Salerno, Trota von 92 f.
Salicylate *siehe* Aspirin®
Sandelholz 139, 143
Saponine 96
Säurestarre 48
Schafgarbe 106, 142, 203 f.
Schamhaarmode 60 ff.
Schamlippen 23 f., 60, 210
Schaumbad 13, 15, 210
Scheideneingang *siehe* Vestibulum vaginae
Schleim 94, 96, 156 ff., 158 ff.
Schleimhaut 37, 72, 96, 127, 133
Schleimhautbarriere 115, 152
Schleimhautentzündung 190, 197, 199, 203
Schleimhautreizung 191, 197, 201,203
Schleimhautverletzung 150, 158
Schleimlösend 94, 96, 205
Schleimstoffe 94, 96
Schluckimpfung 79
Schmerzlinderung 99, 111, 113, 131, 133, 135
Schmerzmittel 131, 134, 137, 149
Schwangerschaft 35 f., 40, 59
Seifenstoffe 96
Senfölglykoside 113, 135, 191
Senium 35 f., 41 f., 45
Sennes 55
Sex 47 ff., 59, 83, 85, 137 f., 144, 155, 158, 160, 210
Sexuell übertragbare Krankheiten 21, 137, 155, 162, *siehe auch* Geschlechtskrankheiten
Sitzbad 96, 120 f., 141, 166, 192, 203, 204

Sitzdampfbad *siehe* Steaming
Slipeinlage 51, 54
Soorpilz *siehe* Candida albicans
Spermizide 48
Spinnbarkeit *siehe* Viskosität
ß-Lactam-Antibiotika 70, 73
Staphylococcus aureus 36, 168
Staphylokokken 68, 128
Steam to go 124 f., 135, 139, 143, 146, 150, 153, 166, 167 f., 214
Steam-Chair 214
Steaming 51 f., 121 ff., 135, 139, 142, 146, 150, 153, 166, 167
Steroide 44, 78
Sumpfschachtelhalm 89, 179
Synthetische Hormone 78
Syphilis 137, 161

T

Tampon 53, 64, 81
Tanga 13, 65 f., 209
Taubnessel 142 f., 204
Tausendgüldenkraut 135, 150, 204 f.
Teeaufguss 114, 182, 186, 187, 188, 189, 194, 199, 200, 201, 202, 203, 205, 206
Teebaumöl 109, 167 f., 171 f., 198
Teemischungen *siehe* Rezepturen
Tenside 32
Thermische Einflüsse 85
Thymian 135, 149, 168, 171 f., 205
Toxisches Schocksyndrom (TSS) 53
Traditionelle Chinesischen Medizin (TCM) 129, 133
Trägeröl 167, 169
Trichomonaden 159, 162, 168
Trinken 84, 130 f.
Tripper 21, 137, 155, 159
Trotula 92 f.

U

Übersäuerung 56 f.
Unfruchtbarkeit 160
Unterwäsche 51 f., 63–66, 85
Ureoplasma urealyticum 128

V

Vagina
  Anatomie 23–26
  Infektionen 21 f., 115, 155–177
  Mikrobiom 31–46
Vaginaldusche 50
Vaginalkügelchen *siehe* Intimkügelchen
Vaginalmykose *siehe* Pilzinfektion
Vaginalpilz *siehe* Pilzinfektion
Vaginalschleimhaut 37, *siehe auch* Schleimhaut
Vaginalsekret 47 f., 53, 156 f.
Vaginalspülungen 49, 59, 72
Vaginose *siehe* Bakterielle Vaginose
Vampire 82
Venushügel 23 f., 60
Vermeer, Jan 51, 122
Vestibulum vaginae 23 f.
Virale Infektion 22, 196
Viren 22, 67, 73, 83, 162, 191, 207, *siehe auch* Herpesviren
Viskosität 156, 158
Vitamin A 58
Vitamin B12 58

Vitamin D 27, 58
Vorbeugung *siehe* Prophylaxe
Vulva
Anatomie 23 ff.
Infektionen 21 f., 115, 155–177
Mikrobiom 31–46
Vulvo-vaginale Flora 31, 33, 37, 39, 44, 46, 48, 51, 59, 72, 85, 140, 173, 209
Vulvovaginose *siehe* Bakterielle Vaginose

W

Wacholder 112, 135, 168
Wärmepflaster *siehe* Moxapflaster
Wärmestau 51
Waschgewohnheiten *siehe* Hygiene
Wechseljahre 21, 28, 36, 41–45, 77, 85, 91, 104, 151, 152 ff., 170, 174, 184, 188
Weiderinde 113, 206
Weihrauch 98 f.

Y

Yoni-Steaming 52
Ysop 168

Z

Zäpfchen 69, 78, 106, 115, 152, 154, 167 f., 170 ff., 214
Zervixschleim 156 ff.
Zimt 168, 206 f.
Zistrose 139, 207
Zystitis *siehe* Blasenentzündung

DANK

Ein fertiges Buch ist niemals nur die Arbeit einer Person. Oft sind es die leisen Menschen um uns herum, die uns inspirieren, motivieren, Türen öffnen und auch mal Steine aus dem Weg räumen. Ich bin glücklich, eine solche Person zu kennen. Meine geschätzte Kollegin und Praxispartnerin Dr. med. Sabine Aign hat den wohl größten Anteil an diesem Buch – ohne sie wären viele Schritte schwieriger gewesen.

Setzt man sich an den Schreibtisch, um Gedanken zu formulieren und niederzuschreiben, wird vor allem Zeit benötigt – als allein betreuende Mutter zweier Teenager mit Job, Praxis, Hund und Katz' geht diese dann der Familie verloren. Sophia und Ludwig, danke für eure Geduld und Hilfe.

Im Januar 2023 meldete sich Vera Maas bei mir. Ihr ist es zu verdanken, dass dieses Buch überhaupt im DuMont Buchverlag veröffentlicht wird und so toll geworden ist. Ich danke ihr, der Illustratorin Katja Spitzer, den Grafikerinnen Silke Rieks und Andrea Lehmann sowie der Lektorin Susanne Philippi für ihren Einsatz und die großartige Zusammenarbeit.

Wera, Pierre, Katrin W., Maren, Katrin S., Maria, Christoph M., Christoph H., Leyla, Kathleen, Axel, Elena, Christine, Torsten, Carola, Anett, Kerstin, Matthias S., Katharina, Heike, Anne, Tjarko, Chris, Stephanie, Maxim, Susann S., Susann P., Stephan, Nicole, Anita, Jann, Constance, Dennis, Robert G., Dirk A., Dirk W., Colette, Theo, Arne, Cornelia, Johannes B., Johannes J., Matthias B., Karen, Tom, Brigitte, Iris, Frank, Thomas, Martina, Daniel, Dagmar, Michael, Tina, Ralf, Jens – danke!